JÓVENES Y DIABETES:

USO DEL MEDIDOR CONTÍNUO DE GLUCOSA

PROYECTO DE INTERVENCIÓN ENFERMERA

ALBA FLORES REYES

Trabajo fin de Grado en Enfermería, 2015

Copyright © 2016 Molina Moreno Editores. All rights reserved.
Edita: Molina Moreno Editores molina.moreno.editores@gmail.com
Diseño de portada: Molina Moreno Editores
ISBN-10: 1539305740
ISBN-13: 978-1539305743
JÓVENES Y DIABETES – *USO DEL MEDIDOR CONTÍNUO DE GLUCOSA*
Autora de la obra: Alba Flores Reyes
Editor: Diego Molina Ruiz
Primera Edición – 30/09/2016
Serie: Mi Trabajo Fin de Grado - Libro 2.

RESUMEN

La diabetes mellitus es una enfermedad crónica caracterizada por el déficit de insulina, también puede darse resistencia en el tipo 2, y que afecta desde la infancia a la edad adulta. Afecta al organismo provocando hiperglucemia y posibilidad de padecer complicaciones vasculares y periféricas. En los últimos años se han ido desarrollando nuevas formas de control de glucemia con el objetivo de garantizar una mejor calidad de vida a las personas que padecen diabetes mellitus tipo 1. Con el fin de favorecer la independencia, calidad de vida, y un mayor control de la enfermedad, hemos diseñado un taller de autocuidados que consta de diferentes sesiones de acuerdo con los aspectos que afectan a la insulina como alimentación o ejercicio, y al ajuste de insulina. Más concretamente, la sesión que se ha desarrollado trata el control de glucemia mediante el uso del sistema de monitorización Flash FreeStyle® Libre. Este método será aplicado a jóvenes de una edad comprendida entre los 18 y los 29 años que hayan sido diagnosticados de diabetes mellitus tipo 1 con una antigüedad de al menos 5 meses, no obesos, y que no consiguen tener un control adecuado de la enfermedad.

Palabras clave: Jóvenes y diabetes mellitus Tipo 1, FreeStyle® Libre, monitorización glucemia, insulina, terapia intensiva.

Abstract

Diabetes mellitus is a chronic disease characterized by insulin deficiency (can also be resistance in type 2), and affects from childhood to adulthood. It affects the organism causing hyperglycemia and chance of suffering peripheral and vascular complications. In recent years new ways to control blood glucose have been developed in order to ensure a better quality of life for people suffering from diabetes mellitus type 1. In order to promote the independence, quality of life, and greater control of this disease we designed a self-care workshop which consists of different sessions according to aspects affecting insulin such as food or exercise, or insulin adjustment. More specifically, the session that has been developed deals with glucose monitoring system using the Flash monitoring device FreeStyle® Libre. This method will be applied to young people aged between 18 and 29 years who have been diagnosed of diabetes mellitus type 1 with at least 5 months of antiquity, not obese and who fail to have proper control of the disease.

Keywords: Young people and diabetes mellitus type 1, FreeStyle® Libre, glucose monitoring, insulin, intensive therapy.

ÍNDICE

1. INTRODUCCIÓN 7
2. JUSTIFICACIÓN 9
3. MARCO TEÓRICO 11
4. OBJETIVOS 29
5. METODOLOGÍA 31
6. SESIÓN 2: "CONTROLA TU GLUCEMIA SIN PINCHARTE" 33
7. CONCLUSIONES 41
8. BIBLIOGRAFÍA 43
9. ANEXOS 49

1. INTRODUCCIÓN

La diabetes mellitus es una de las enfermedades más importantes de la actualidad, que afecta a aproximadamente a 382 millones de personas en el mundo (Federación Internacional de Diabetes, 2013, p.11). En España, la también conocida como "epidemia silenciosa", afecta a 7 de cada 100 personas, es decir, produce una tasa de morbilidad del 7% de cada 100 personas y sólo en 2013 un 2,4% de las defunciones tuvieron como causa a la diabetes. (Fuente: Instituto Nacional de Estadística).

Un tipo de esta enfermedad, la Diabetes Mellitus tipo 1, se caracteriza por causar hipoglucemia y una serie de complicaciones vasculares y neuropáticas a largo plazo. Esto es provocado por un déficit relativo o absoluto de la hormona insulina, que interviene activamente en el proceso de absorción de glucosa al interior de las células del organismo.

Además de por su tasa epidemiológica, en el presente Trabajo de Fin de Grado hemos creído importante realizar un taller de autocuidados para la población joven con diabetes mellitus tipo 1 porque consideramos que la educación que se les ofrece tras el diagnóstico es imprescindible por el impacto que supone el recibir la noticia de su enfermedad y no la asimilen de forma adecuada. Es necesario que reciban educación de forma pautada adaptada a sus necesidades y a su situación para un mejor aprendizaje. También es importante centrarnos en el hábito de medición de glucemia diario y explicar el uso del dispositivo FreeStyle® Libre.

Hemos realizado una búsqueda bibliográfica minuciosa en diferentes bases de datos como Scielo, Dialnet, Fisterra, Cochrane, al igual que en guías, libros sobre diabetes, revistas tanto impresas como electrónicas y asociaciones de diabetes que nos ha proporcionado las bases teóricas que sustentan el presente trabajo y dan forma al marco teórico con datos epidemiológicos y clínicos. Para la realización de la sesión 2 del taller de autocuidados se han utilizado fuentes oficiales ABBOTT.

Nos hemos marcado como objetivo general favorecer la independencia y calidad de vida[1] de los jóvenes de una edad comprendida entre los 18 y 29 años con diabetes mellitus tipo 1.

---

[1] "Percepción personal de un individuo de su situación en la vida, dentro del contexto cultural y de valores en que vive, y en relación con sus objetivos, expectativas, valores e intereses" (OMS, 1994)

Para su consecución hemos optado por una metodología basada en la Educación Para la Salud encaminada a favorecer los autocuidados de los jóvenes a través de un taller en el que se explican aspectos fundamentales e interrelacionados, como son alimentación, ejercicio e insulina. El tratamiento correcto de una persona con diabetes se basa en un equilibrio entre estos pilares para lograr un óptimo control de la enfermedad. La parte más importante de este trabajo consta de un taller de Educación para la Salud en el que hemos desarrollado la sesión de control de glucemia haciendo uso de un novedoso sistema de monitorización de glucemia, FreeStyle® Libre, que a diferencia de otros sistemas, tienen un uso más simple, práctico y cómodo, además de beneficios en el autocontrol de la enfermedad, no necesidad de pincharse, duración de hasta 14 días, poder mojarse o realizar ejercicio físico con él, y con una particularidad específica, no necesita calibración.

Podemos concluir diciendo que las sesiones de Educación para la Salud, mediante la información, comunicación y el desarrollo de competencias personales, pueden facilitar que los jóvenes den solución a sus problemas y obtengan un mejor control de la enfermedad y satisfacción personal. Los jóvenes son los ancianos del mañana, y en consecuencia debemos actuar en una población joven para prevenir las complicaciones a largo plazo que esta enfermedad conlleva, lo que reducirá tanto el impacto a nivel sanitario como económico.

Es necesario que el tratamiento sea lo más individualizado posible, en función de las necesidades y características de cada persona, no centrándonos únicamente en el aspecto biomédico sino en el aspecto integral para poder lograr nuestros propósitos, porque se trata de la persona y la familia, la persona y sus ideas, emociones, experiencias.

Se necesita una mayor formación por parte de enfermería en las nuevas tecnologías y dispositivos sanitarios para poder crecer tanto a nivel personal como profesional y para facilitar el control a los pacientes con diabetes mellitus tipo 1. En la última década se han desarrollado y perfeccionado numerosos no sólo dispositivos de automonitorización de glucemia capilar, si no de automonitorización continua de glucemia, entre ellos el más novedoso y con más ventajas, el FreeStyle® Libre, el cual es difícil ser conocido si enfermería no se involucra en el conocimiento de nuevos dispositivos para la población.

2. JUSTIFICACIÓN

El motivo de la realización de este trabajo consiste principalmente en que el problema de la diabetes mellitus en el mundo, el cual afecta a 382 millones de personas (Federación Internacional de Diabetes, 2013, p.11), y en concreto la diabetes mellitus tipo 1, está constantemente en crecimiento. La enorme cantidad de personas afectadas unido a sus complicaciones a largo plazo (como retinopatía, enfermedad renal, nerviosa, cardiovascular...) o corto plazo (como una hiper/hipoglucemia grave) hacen de éste un tema de gran interés social. Cuando las personas son diagnosticadas suelen recibir información básica en un tiempo muy reducido. El trauma que puede suponer esta situación repentina hace que no asimilen de manera adecuada toda la información, lo que repercute de manera negativa en el control de la enfermedad. Es por esto que consideramos necesario guiarles en su proceso de aprendizaje. En el trabajo se les ofrecerá información esencial de forma pautada, al igual que alternativas que mejoren su tratamiento y calidad de vida con un óptimo control de la diabetes. Por todo ello hemos propuesto realizar un taller de Educación para la Salud, y en concreto, para que las personas con diabetes mellitus tipo 1 puedan beneficiarse de un método de medición de glucemia más novedoso que les facilite su vida diaria. El principal beneficio de este método de medición consiste en reemplazar los numerosos y dolorosos pinchazos diarios para medir el nivel de glucemia por un simple sensor que puede colocarse en el brazo y que se mantendrá en funcionamiento durante un par de semanas. En el taller, en el que se desarrolla la sesión "Controla tu Glucemia sin Pincharte" aprenderán como usar este dispositivo, lo que constituirá una manera alternativa de controlar su enfermedad.

3. MARCO TEÓRICO

3.1. DEFINICIÓN DIABETES MELLITUS TIPO 1

La diabetes es la epidemia del siglo XXI que no entiende de edades, estatus o clase social. Según Inzucchi & Sherwin (2013, p. 1479) "la diabetes Mellitus tipo 1 es una enfermedad crónica caracterizada por hiperglucemia y por un desarrollo tardío de complicaciones vasculares y neuropáticas. Con independencia de su causa, la enfermedad se asocia con un defecto hormonal frecuente (el déficit de insulina), que puede ser absoluto o relativo, en el contexto de una resistencia coexistente a la insulina. El efecto insuficiente de la insulina desempeña un papel principal en los trastornos metabólicos relacionados con la diabetes; la hiperglucemia, a su vez, desempeña un papel significativo en las complicaciones relacionadas con la enfermedad".
Esta enfermedad puede afectar a toda la población, pero en particular se presenta en niños, adolescentes, jóvenes o adultos jóvenes.

3.2. EPIDEMIOLOGÍA DIABETES MELLITUS

La Diabetes Mellitus (DM) es uno de los problemas más graves del siglo XXI, debido a que es una gran carga tanto humana como económica para los individuos y familias, causa principal de mortalidad y discapacidad precoz. Según el Instituto Nacional de Estadística: en el 2011-2012 el porcentaje de la población de 15 años o más afectada por diabetes es del 7,1% para hombres y del 6,8% para mujeres. En el año 2013 hubo un total de 6 fallecimientos para ambos sexos de la población de entre 15 y 29 años y supuso un 8.4% de la mortalidad por todas las causas a nivel mundial entre personas de 20 a 79 años en 2013. Según la Federación Internacional de Diabetes (2013, p.11), "La diabetes causó 5.1 millones de muertes en 2013 en todo el mundo".
La diabetes afecta aproximadamente a 382 millones de personas en el mundo (8,3% adultos), y se sospecha que se duplicará en 2030. En naciones en vía de desarrollo la tasa de diabetes está en aumento debido a que existen barreras en el diagnóstico y tratamiento. Según la estimación de la Federación Internacional de Diabetes (2013, p.35): "Si siguen estas tendencias para el año 2035 unos 592 millones de personas, o un adulto de cada 10, tendrán diabetes. Esto equivale a aproximadamente tres casos nuevos cada 10 segundos, es decir casi 10 millones por año".

Según Vidal-Puig, Figuerola Pino, Reynals de Blasis, Ruiz & Ruiz Morosini (2012, p.1812) a través de dos proyectos internacionales, DiaMond y EURODIAB: "Se calcula que alrededor de 76 000 niños de menos de 15 años desarrollan DM 1 cada año y que en todo el mundo existen unos 480 000 afectados. La incidencia en individuos menores de 14 años en algunos países es sorprendentemente distinta: España 13, Argentina 6,8, Chile 5,9, Finlandia 57,4, Francia 12,2, Italia 8,4, Japón 2,4, México 1,5, Noruega 27,9, Perú 0,5, Nauru 0,1, Portugal 13,2, Reino Unido 24,5, EE. UU. 20,8 y Uruguay 8,3".

La incidencia de la DM Tipo 1 aumenta desde la lactancia hasta la pubertad. Nos encontramos con dos picos, desde 4-6 años y otro de 12-14 años, sin embargo disminuye en edades más avanzadas. Están apareciendo casos nuevos (30%) después de los 20 años en diversos países, al igual que en España, en el que nos encontramos como consecuencia del comienzo tardío con anticuerpos antiislotes reducidos y HLA diferentes a personas de menor edad. (Inzucchi & Sherwin, 2013, p. 1480)

El número de personas que padecen DM Tipo 1 está siendo incrementado cada año tanto en países ricos como empobrecidos. En países con ingresos altos nos encontramos mayoritariamente con niños y adolescentes con diabetes tipo 1.

En cuanto a los estudios más recientes de gasto sanitario de DM en 2012 en España, el LSE (London School of Economics) y el estudio SECCAID (Spain Estimated Cost Ciberdem-Cabimer In Diabetes) declaran que España es el segundo país de los cinco más poblados de la U.E con más costes indirectos asociados a la diabetes, con 17.630 millones de euros al año, los cuales corresponden con el absentismo laboral, jubilaciones anticipadas y gastos sociales. En cuanto a los costes directos fueron de 5.809 millones de euros en 2012, con un 8.2% del gasto sanitario total. Esto supone un total de 23.439 millones de gasto sanitario asociado a la diabetes en España. Respecto al gasto sanitario total del mundo supone un 10.8% sobre 548.000 millones en 2013.

3.3. PATOGENIA

La diabetes mellitus tipo 1 está asociada a la destrucción inmunológica de la célula Beta pancreática. Los factores relacionados, más ampliamente desarrollados por Vidal-Puig et al. (2012, p.1761-1762) son:

- Factores genéticos

En la población blanca el riesgo de DM1 es de 0,4% mientras que en familiares de primer grado es un 6%. La DM 1 se asocia con 26 regiones cromosómicas identificadas a través de estudios GWAS, sugiriendo un modelo de herencia poligénica:

- La región HLA en el cromosoma 6p21 (locus IDDM1) podría suponer un 40% del riesgo genético. Existen alelos HLA de riesgo locus (HLA II DR y DQ), y alelos protectores (véase Anexo 1). Las proteínas codificadas por HLA controlan el proceso de presentar antígenos y la selección positiva/negativa de las células T autorreactivas, sin embargo los alelos protectores son los dominantes, por lo que probablemente tenga un efecto más protector que de predisposición de la DM1.
- Alelos de la Clase II DP y Clase I (A24, B38, B39), podrían suponer predisposición para la DM1, pero su importancia es minúscula, no incluidos en modelos de riesgo.
- Gen de la insulina (locus IDDM2) que podría suponer el 10%. Hay dos tipos de variantes alélicas (alelo de riesgo Ins-VNTR clase I y alelo protector Ins-VNTR clase III). En el timo controlan la expresión de proinsulina y determinan la exposición antigénica y la selección de clones autorreactivos determinantes de la respuesta autoinmunitaria.
- Gen de la proteína tirosina fosfatasa N (PTPN2). El riesgo se debe al incremento de actividad condicionando la disminución de la actividad de los receptores de las células T y β dando lugar al aumento de la supervivencia de células inmaduras y autorreactivas.

- **Factores ambientales**
- Hipótesis de la higiene. Sugiere que la exposición a microorganismos, bacterias o sus productos influye en la prevención del desarrollo de DM 1, teniendo un importante papel la microflora bacteriana.
- Factores dietéticos. Sugieren que las proteínas de la leche de vaca y los preservantes/compuestos N-nitrosos podrían ser causa de DM 1.
- Estudios epidemiológicos. Sugieren que las infecciones virales aumentan el riesgo de DM 1, como son el virus Coxackie B4, y las infecciones por rinovirus e influenza.
- Factores patogénicos ambientales. Sugieren que el estrés, condiciones climáticas, exposición al sol y el descenso de las concentraciones de vitamina D3 activa podrían ser causa.
- Aumento en la demanda en la producción y secreción de insulina. Sugiere que la obesidad y resistencia insulínica supone estrés alostático en la célula B, acelerando el fracaso.

- **Respuesta autoinmunitaria**

La patogénesis de la DM 1 es de base genética inmunológica, ya que 19 de los 26 locus identificados mediante GWA se asocian con respuesta inmunitaria. Independientemente de su etiología la alteración inmunológica determinante de la DM 1 requiere:

- Expansión de clones linfocitarios autorreactivos T CD4y CD8: El proceso patogénico comienza con la existencia de linfocitos T autorreactivos. El páncreas es infiltrado por células dendríticas y macrófagos y, luego se produce la llegada de linfocitos T desde los ganglios linfáticos próximos, iniciándose la amplificación con generación de nuevos autoantígenos y linfocitos T e infiltración de monocitos.

Las células T reconocen autoantígenos similares a los anticuerpos (insulina, GAD, ZNT8). La HLA contribuye a la selección negativa defectuosa de células T en el timo, lo que sugiere que la insulina actúe como factor de predisposición a la enfermedad.

- Existencia de linfocitos β productores de anticuerpos: Hay producción anticuerpos presente en el proceso autoinmunitario, destacan: los Anticuerpos Antiislote (Ac), los cuales aparecen después de 6 meses; Anticuerpos Antiinsulina (AII), aparecen tempranamente; Anticuerpos Antiproteínas de la célula β pancreática (GAD 65-descarboxilasa del ácido glutámico, IA2-tirosina fosfatasa, carboxipeptidasa H).

Cuando hay una explosión aguda de anticuerpos indica una progresión rápida de destrucción de células β y la aceleración de la evolución de la enfermedad.

- Activación del sistema inmunitario innato para la destrucción de las células B: No están establecidos los factores determinantes, sin embargo existe consenso de que TNF-B, perforina y granzima β mediados por los linfocitos T CD4 y CD8 son críticas para los procesos patogénicos. Los linfocitos T, células NK, monocitos y células β antígeno específico contribuyen a la destrucción celular. También influyen las células T reguladoras Foxp+ previniendo las respuestas autoinmunitarias y produciendo citosinas (TGF-B y IL10).

-

3.4 .DIAGNÓSTICO Y MANIFESTACIONES CLÍNICAS

La diabetes mellitus se diagnostica mediante diferentes pruebas en un entorno médico, (urgencias), debido a que las personas acuden porque tienen presentes los síntomas. En la evaluación inicial, "la mayoría de los pacientes diabéticos tipo 1 están enfermos y sintomáticos, presentando con más frecuencia poliuria, polidipsia, polifagia, visión borrosa, cansancio y pérdida de peso; estos pacientes también pueden tener cetoacidosis" (Inzucchi & Sherwin, 2013, p.1481). También puede estar acompañado de heridas de cicatrización lenta e infecciones recurrentes. Hay varias formas de diagnosticar mediante diferentes pruebas:

- Prueba de la A1C (Hemoglobina glicosilada): Si la A1C es ≥ 6.5%
- Prueba Aleatoria de la Glucosa: Si la glucosa en sangre a cualquier hora del día es ≥ 200mg/dl

- Prueba de Glucosa Sanguínea en Ayuno (PGA): Si la glucemia plasmática en ayunas es ≥ 125-126mg/dl
- Prueba de Tolerancia Oral a la Glucosa (PTOG): Si la glucosa en sangre 2h tras tomar 75gr de glucosa es ≥ 200mg/dl

Las personas con DM Tipo 1 tienen muy poca o ninguna capacidad de segregar insulina, por lo que para prevenir la descompensación metabólica y fallecimiento es imprescindible la administración exógena de insulina. Suele desarrollarse repentinamente en los pacientes más jóvenes, como niños o adultos jóvenes no obesos, sin embargo en pacientes mayores se desarrolla la enfermedad progresivamente.

La fase preclínica de la DM Tipo 1 puede durar años siendo asintomática y en ella se da la posibilidad de que células β pancreáticas sean destruidas gradualmente por un ataque de procedencia autoinmunitaria influenciado por el HLA, por factores genéticos o incluso por factores ambientales. El paso acelerado de la fase preclínica a la fase clínica en algunas ocasiones puede ser debido a una enfermedad aguda y a la aparición de resistencia secundaria a la insulina.

Tras el diagnóstico estos pacientes con DM Tipo 1 son tratados con insulina dirigida a restablecer las alteraciones metabólicas y se emplean en primera instancia dosis altas de insulina, pero posteriormente puede darse un periodo denominado de luna de miel, el cual dura semanas o meses. Durante éste se produce una recuperación parcial de la función de las células β y se revierte la resistencia de la insulina por lo que se requieren dosis menores de insulina.

3.5. TRATAMIENTO

3.5.1. FARMACOLÓGICO PARA LA DM 1: INSULINA

En este apartado abordaremos el principal tratamiento para revertir el debut inicial, la insulina, sin el cual las personas con diabetes mellitus tipo 1 no podrían vivir, ya que tienen un déficit de esta hormona. Es el pilar fundamental para conseguir un buen control metabólico, el cual se interrelaciona con la alimentación y el ejercicio para una óptima calidad de vida.

Según A. Menarini diagnostics (2013, p.2), "La insulina es una hormona que segregan las células beta del páncreas, principalmente como respuesta a la presencia de glucosa en sangre y, en menor grado, de otras sustancias contenidas en los alimentos (como las proteínas o las grasas)".

3.5.1.1. TIPOS DE INSULINA

En la siguiente tabla podemos observar que existen diferentes tipos de insulina, de las cuales cada una tiene un inicio (comienzo del efecto de la insulina tras su administración), pico máximo (máximo efecto de la insulina) y duración total determinado para cada tipo de insulina. Es importante considerar el pico máximo, ya que es el período en el que existe más concentración de insulina para actuar con la glucemia presente en el organismo. Para una mayor información, *(véase Anexo 2)*

3.5.1.2. ADMINISTRACIÓN DE LA INSULINA

Existen diversos tipos de tratamiento o terapia insulínica para la diabetes mellitus tipo 1. Para elegir el más apropiado para el paciente debemos de tener en cuenta sus características individuales, así como su edad, horarios de alimentación, si realiza actividad física y su estilo de vida. Teniendo en cuenta la similitud del perfil de secreción endógena de insulina podemos clasificarla en 2 tipos: la Terapia Convencional, *(véase Anexo 3)*, y la más indicada en nuestro caso, la Terapia Intensiva, que ofrecerá una mayor flexibilidad en la vida diaria:

3.5.1.2.1. TERAPIA INTENSIVA

La Terapia Intensiva es aquella que pretende reproducir el perfil de secreción endógena de insulina mediante bolos de insulina rápida para cubrir las necesidades postprandiales, e insulina lenta o intermedia para los requerimientos basales. Hay dos tipos: Múltiples dosis de insulina subcutánea (MDI) y administración de insulina con infusión crónica subcutánea en bomba de infusión (ICSI) *(esta última, véase en Anexo 4)*.

- Múltiples dosis de insulina subcutánea:

Consiste en cuatro o cinco inyecciones al día. La dosis diaria total (DDT) varía en función de las necesidades de insulina, la sensibilidad del paciente, la edad, el nivel de glucemia, la resistencia insulínica, el peso corporal, la alimentación diaria y la actividad física.

Consta de una insulina lenta o intermedia que funciona como insulina basal (cuando el metabolismo está en reposo), para corregir la hiperglucemia entre las comidas y por la noche, administrándola cada 12/24h, y múltiples rápidas (humana o análoga) que funciona como insulina prandial (antes de las comidas, aunque también se utiliza en situaciones de estrés) para corregir los aumentos postprandiales e hiperglucemia.

Al proporcionar niveles más fisiológicos de insulina, esta terapia permite una mayor flexibilidad de horarios en su dieta, una mejor calidad de vida, y un menor riesgo de hipoglucemias, lo que la hace idónea, y se utilizará, en nuestro caso, en jóvenes, que gracias a estas ventajas podrán llevar una vida independiente. Para su uso correcto aprenderán algunas nociones básicas como el control de glucemia capilar, mediante autoanálisis con la monitorización continua de glucosa, y la realización de ajustes cuando los valores de glucemia estén fuera de los objetivos, teniendo en cuenta las raciones de hidratos de carbono y ejercicio físico.

3.5.1.3. USO DE PLUMA DE INSULINA

A la hora de administrar insulina se debe elegir el método más apropiado para la persona. Existen diversos métodos de administración además de las jeringuillas y plumas (desechables o reutilizables), a saber: bomba de insulina, Jet injectors e infusor de insulina. Para una información más detallada, *(véase Anexo 4)*.

En la sesión"Vive con insulina y tu pluma" se tratará la administración de insulina mediante pluma, ya que es un método muy cómodo que puede ser utilizado tanto en casa como fuera de ella, estando lista para usarse en cualquier momento. Además, el estudio recogido en Antón et al (2012, p.146) muestra que: "Dos ECA <*Ensayo Clínico Aleatorio*> y una RS <*Revisión Sistemática*> confirmaron la preferencia de los pacientes por las plumas precargadas vs las jeringas, con valores de 82%, 70% y 75% de los pacientes, respectivamente". Esto sirve para ofrecer más información sobre las plumas de insulina y garantizar una mayor adhesión al tratamiento a jóvenes con DM Tipo 1 que necesitan múltiples inyecciones de insulina.

Existen dos tipos de plumas de insulina, las desechables y las no desechables (reutilizable). La pluma desechable ya está cargada con insulina, y una vez se agote esta se desecha, sin embargo las plumas no desechables pueden reemplazar el cartucho. Los cartuchos contienen 300 unidades/3ml tanto de insulina o de análogos, y la graduación puede ser de una en una unidad o de dos en dos unidades. Se debe desechar si se vacía, caduca o lleva abierta más de un mes. Para saber más sobre la conservación, *(véase Anexo 4)*.

Antes de usar la pluma es necesario conocer la preparación de ésta, el uso de agujas para pluma de insulina y la técnica de administración:

- PREPARACIÓN DE LA PLUMA DE INSULINA:

1- Seguir las instrucciones de uso del fabricante y fecha de caduque.
2- Agitar la pluma 10 veces en caso de que sea insulina NPH o mezclas de ésta con rápida.

3- Cebar la pluma ajustando 2 unidades para liberar aire y comprobar correcto funcionamiento y que no está obstruido, de son ser así se debe cambiar.
4- Ajustar la dosis necesaria prescrita.
5- Seleccionar la zona a administrar *(véase Anexo 4)*.

- AGUJAS PARA PLUMA DE INSULINA:

1 - Seleccionar la aguja adecuada en largo y calibre para la persona según sea la edad, y si es delgada u obesa. "Existen tres tamaños de aguja: de 5 ó 6mm, de 8mm y de 12mm" (Lafuente, Martín, Luque & Ruiz, 2010, p.52). Para una mayor información *(véase Anexo 5)*.

En nuestro caso, jóvenes no obesos utilizarán agujas de 5mm o 6mm y 8mm: las agujas de 5mm son las más recomendadas, ya que "se asociaron significativamente con menos sangrado, erosión y dolor ($p<0,05$) y los pacientes refirieron preferencia por ellas ($p<0,05$) (ECA 1+)" (Antón et al., 2012, p.154). No es necesario aplicar pliegue cutáneo y será en un ángulo de 90º, lo mismo para agujas de 6mm. Las agujas de 8mm si requieren pliegue cutáneo y un ángulo de 45º. En otras agujas como las de 4mm no se aconseja utilizar pliegue cutáneo y deben inyectarse en 90º. Las agujas de 12 mm no serán usadas para nuestra población ya que no son obesos y sería un potencial de riesgo alcanzar el músculo. Si se usaran agujas de 12 mm sería conveniente hacerlo con pellizco y con un ángulo de 45º, excepto si se ponen en las nalgas que puede ser según preferencia a 45º o 90º.

2 - Enroscar adecuadamente la aguja a la pluma
3 - Utilizar una aguja nueva en cada administración.
4 - Retirar la aguja tras la administración de insulina, ya que si no puede aparecer aire alterando la dosis siguiente.
5 - Desechar adecuadamente en contenedores específicos.

- TÉCNICA DE ADMINISTRACIÓN

La técnica de administración con pluma se asemeja a la técnica de administración con jeringa, excepto con las peculiaridades de la preparación de la pluma de insulina.
1 - Correcto lavado de manos.
2 - Seleccionar una zona adecuada.
3 - Limpiar la zona con una gasa/algodón impregnada en alcohol.
4 - Coger pliegue cutáneo si es necesario según la zona a administrar y según el IMC y edad. Si el IMC se encuentra entre 20-27 no es necesario pliegue cutáneo si las agujas son de 5,6 ó 8mm (excepto en la parte exterior del muslo usando aguja de 8mm). Si el IMC es < 20 sí es necesario pliegue cutáneo o ángulo 45º, excepto en nalgas. Para una información más amplia sobre el pliegue cutáneo, *(véase Anexo 4)*.

5- Introducir aguja en un ángulo de 45º o 90º. Las inclinaciones de 45º y 90º se usarán según la cantidad de grasa que haya en la zona a administrar insulina: se administrará a 45º si se trata de una zona con poco tejido adiposo o en un niño; por el contrario si hay mucho tejido adiposo, para una absorción óptima se administrará a una inclinación de 90º con respecto a la piel. Debe individualizarse según la longitud de la aguja a utilizar y la necesidad o no de pliegue cutáneo, ya que es necesario alcanzar una profundidad adecuada para la administración de insulina en el tejido subcutáneo. Si supera la profundidad puede llegar a tejido muscular, procedimiento muy doloroso y con absorción muy rápida de la insulina, o por el contrario si no llega a tejido subcutáneo no se absorberá adecuadamente y pueden aparecer ronchas.
6- Pulsar el botón de la pluma para administrar.
7- Tras la inyección esperar 5-10 segundos antes de extraer la pluma para no inyectar menor dosis debido a goteo de ésta.
8- Extraer retirando la pluma y aguja sin masajear (debido a que aumenta la absorción). Para una mayor información sobre otros factores que afectan a la absorción de insulina, *(véase Anexo 4)*.
9- Soltar pellizco
10- Desechar la aguja de manera segura en contenedores especiales.

3.5.1.4. PREVENCIÓN/IDENTIFICACIÓN DE DISTROFIAS.

Una vez conocidas las cuatro zonas de inyección de insulina, podemos decir que cada zona de administración de insulina tiene una velocidad de absorción concreta. De esta forma podemos controlar la glucemia eligiendo el tipo de insulina a administrar en una determinada zona y hora del día para obtener el efecto deseado. Lo indicado es emplear siempre una determinada insulina a la misma hora y en zona cada día, variando el punto de inserción 2-3cm cada día siguiendo los cuadrantes según las agujas del reloj, así como variar cada semana el lado del cuerpo empleado. Para una información detallada sobre la zona de administración de cada tipo de insulina, rápida, lenta/intermedia y análogos, *(véase Anexo 4)*.

En caso de no seguir estas instrucciones, y no rotar la zona, se pueden producir distrofias también conocidas como "lipos", en el que el tejido graso subcutáneo puede aumentar (hipertrofia) o disminuir (hipoatrofia), o incluso llegar a endurecerse, lo que no es sólo un problema estético, sino en términos de absorción de insulina, la dificulta. Cuando rotamos la zona, aliviamos y permitimos que la zona se recupere tras el daño que causa la aguja al atravesar el tejido subcutáneo. Otra causa de distrofias es el uso de agujas reutilizadas.

Cuando se produce una lipodistrofia es necesario dejar de emplear la zona utilizada y rotarla. Para un mayor aprendizaje referente a la prevención de lipodistrofias podemos utilizar plantillas de rotación, *(véase Anexo 6)*.

3.5.1.5. AJUSTE DE INSULINA

En la sesión "Ajuste de insulina" se explicará cómo ajustar las dosis de insulina tras monitorizar los niveles de glucosa con el monitor continuo de glucosa Freestyle Libre, el cual veremos en la sesión "Controla tu glucemia sin pincharte". Cuando los valores están fuera de los objetivos (80-130 mg/dl) ocasionalmente, debemos ajustar la dosis de insulina, de este modo:

- Si los valores de glucemia están disminuidos <70 mg/dl se deben tomar hidratos de carbono de absorción rápida o Glucosport 6 gr, e inyectar insulina tras la comida tras comprobar nuevamente la glucemia.
- Si los valores de glucemia son elevados >200mg/dl antes de comer (preprandrial) no se deben disminuir los hidratos de carbono (HC), ni hacer ejercicio, y en cuanto a la insulina, se requiere un aporte extra, y para ello:

a) Factor de Sensibilidad (FSI)

Es necesario conocer el Factor de Sensibilidad (FSI), el cual nos indica la cantidad de glucosa mg/dl que disminuye por cada unidad de Insulina Rápida/Ultrarrápida. Esto se calcula mediante la Regla del 1500/1800: Si se utiliza insulina regular se divide 1500 entre el total de unidades de insulina que se utiliza diariamente, y si se utiliza insulina análoga se divide 1800 entre el total de unidades de insulina que se utiliza diariamente.

b) Corrección de la hiperglucemia

Si el objetivo es entre 80-130 mg/dl de glucosa y tenemos un valor de glucemia antes de la comida de 250 mg/dl, debemos bajarla y si por ejemplo el FSI es de 40 mg/dl, por cada unidad de insulina disminuirá la glucemia 40 mg/dl.

En primer lugar se resta el nivel actual de glucosa menos el nivel deseado de glucosa. Ej: 250mg/dl-120mg/dl=130mg/dl. A continuación se divide la diferencia por el factor de sensibilidad (FSI): 130/40 = 3.25 unidades dosis de corrección. Entonces para obtener los valores objetivos debemos utilizar 3 ó 4 unidades de insulina para bajar a un valor alrededor de 120 mg/dl (en este caso 130mg/dl si se usan 3 unidades de insulina ó 90mg/dl si son 4 unidades de insulina).

c) IIC (Índice insulina/carbohidratos)

Una vez esté la glucemia dentro de los objetivos, Según Landajo et al (2012, p.111) "El Índice Insulina/Carbohidratos (IIC) nos calcula la cantidad de Insulina necesaria para metabolizar 1 ración o equivalente a 10g de CH".

Esto cambia para cada persona y según el momento del día, tradicionalmente se añade 1 unidad de insulina por ración de CH. Se debe registrar al menos dos semanas el número de carbohidratos y cantidad de insulina rápida/ultrarrápida, así como la actividad física realizada. Por ejemplo, si habitualmente se necesita 9 unidades de insulina rápida o ultrarrápida para metabolizar 6 raciones de CH. El IIC será la división de las 9 unidades de insulina rápida o ultrarrápida entre las 6 raciones de CH, dándonos 1,5 unidades de insulina por ración de CH. Si queremos comer 80 g de CH, se multiplica 8 raciones x el ICC (1,5), obteniendo 12 unidades de insulina para cubrir los 80 g de CH o 8 raciones.

d) Dosis total de insulina preprandial a administrar

Con la suma de la insulina de corrección (Ej. 3u) más la insulina necesaria para metabolizar los
CH (Ej. 12 u) se obtiene la insulina preprandial total a administrar (Ej. 15) cuando los valores de glucemia son elevados >200mg/dl antes de la comida.

3.5.2. NO FARMACOLÓGICO

Las personas con DM tipo1, en nuestro caso, las personas jóvenes, pueden llevar una vida completamente normal si tienen un buen control metabólico, y ello se garantiza con un abordaje integral. En este apartado trataremos los métodos no farmacológicos, la alimentación y el ejercicio, sin los cuales no se podrían alcanzar los objetivos, debido a que una alimentación adecuada y pautas de ejercicio físico facilitan el tratamiento, el bienestar y una mejor calidad de vida con la normalización de las cifras de glucosa, al igual que la prevención de complicaciones.

3.5.2.1. ALIMENTACIÓN DM 1

En este apartado trataremos la alimentación del paciente diabético, parte complementaria a la insulina, para garantizar un estado general y glucémico óptimo, y la prevención tanto de complicaciones a corto y largo plazo.

La nutrición es un pilar esencial en la diabetes, no existe una dieta específica de la DM Tipo 1, sino una alimentación equilibrada, variada y adaptada según las características individuales como la edad, actividad física, peso, estado fisiológico, cultura alimentaria, creencias religiosas y situación familiar o social, recursos económicos, y en base al tipo de insulinoterapia.

Se recomienda que se realice tres comidas al día con aproximadamente 4-5 h de diferencia, para evitar estados hipoglucémicos derivados de periodos prolongados entre las comidas.

Este grupo de personas tiene la particularidad de que es necesario cuantificar la cantidad de hidratos de carbono y su distribución diaria adaptándolos a la pauta de insulina para lograr un óptimo control glucémico y metabólico, ya que es el factor que más influye en la glucemia postprandial.

La alimentación es adecuada cuando el aporte de energía permite alcanzar y mantener un peso adecuado a su fase vital, en nuestro caso, jóvenes. Por otro lado, es necesario considerar el aporte calórico según la edad, sexo, ejercicio físico y peso:

Las necesidades energéticas van ligadas a la actividad que se realiza. Para una mayor información sobre la energía diaria consumida en adultos, *(véase Anexo 7)*.

En cuanto al reparto de nutrientes energéticos, *(véase Anexo 8)*. La educación nutricional aportada en la sesión "Yo los cuento, yo los como hidratos de carbono" tiene el propósito de conseguir que las personas con DM Tipo 1 puedan llegar a confeccionarse ellas mismas su propias comidas, de forma que se consiga un mejor nivel de glucosa, presión arterial, colesterol, y de igual modo peso, en caso necesario, y prevenir las posibles complicaciones de la diabetes.

Hay una gran variedad de planes de alimentación, de los cuales los métodos cuantitativos más recomendados son, en concreto, el sistema de raciones, el de equivalencias o intercambio (una ampliación del sistema de raciones), y el sistema basado en el recuento de hidratos de carbono (HC). *El sistema de raciones* se utiliza para ajustar la glucemia mediante tablas de equivalencias y unidades ración. Los alimentos se clasifican en seis grupos según su composición (lácteos, farináceos, frutas, verduras, grasas y proteicos) y a cada uno le corresponde una "unidad ración" (cantidad de alimento que aporta 10 g de HC) y en cantidades equivalentes de aporte todos los alimentos de cada grupo.

Para una mayor información sobre el contenido de las raciones, *(véase Anexo 9)*.

Para una amplia información sobre las tablas de equivalencias de intercambio en las que se observan las Cantidades de alimentos correspondientes a la unidad ración de los distintos grupos de alimento, (véase Anexo 8).

- *El sistema de equivalencia o intercambio* se emplea para que la alimentación sea equilibrada y más variada, alternando diariamente los nutrientes, es decir, sustituir un alimento por otro del mismo grupo (nutrientes similares), o las raciones de un mismo grupo estar compuestas por diferentes alimentos del mismo.

Es necesario que los grupos de alimentos que contienen HC sean cuantificados (peso o volumen) con las medidas de referencia para intercambiarse entre sí. Para ver información referente a cómo se pesan y miden los alimentos, y de igual manera los valores nutricionales, *(véase Anexo 8)*.
- *El sistema basado en el recuento de raciones de HC o por conteo de gramos de carbohidratos* es muy similar a los anteriores, sin embargo este se basa únicamente en la cantidad y distribución de HC, no tiene en cuenta la cantidad de proteínas y grasas propio de una alimentación equilibrada, como podemos ver en el *método de raciones o intercambios.*

En cuanto a la selección de los alimentos, es necesario conocer su índice glucémico (IG) y su carga glucémica (CG), *(véase Anexo 8)*.

3.5.2.2. EJERCICIO FÍSICO DM 1

El ejercicio físico para la DM es recomendable al igual que para la población en general, pero la práctica de actividad física influye más en los niveles de glucemia, por lo que en la sesión "Muévete" se describirán los conceptos fundamentales para que los jóvenes puedan realizar una práctica deportiva regular de la forma más sencilla y adaptada a la diabetes, debiendo ajustar la dosis de insulina y la alimentación para obtener un mejor control glucémico, calidad de vida y evitar los riesgos del ejercicio siguiendo una serie de recomendaciones.

Los beneficios de la actividad física son ampliamente conocidos y en concreto para las personas que padecen DM, la práctica regular de ejercicio aumentará la sensibilidad a la insulina, por lo que se producirá una mayor captación de glucosa, con otros muchos beneficios como los que aporta A. Menarini diagnostics (2013, p.5):

"Ayuda a mejorar el control de la diabetes; Favorece la pérdida de peso, debido al consumo de grasas por parte del músculo en actividad; Mejora la elasticidad muscular; Reduce la incidencia de enfermedades cardiovasculares; Proporciona una reducción de la dosis de insulina si la práctica deportiva es regular; Tiene evidentes beneficios psíquicos, haciendo que la persona se sienta mejor".

Se aconseja que se realice una práctica diaria, manteniendo siempre el mismo momento del día, y número de días por semana. Es también remarcable que sea individualizada, adaptada a las características personales así como al estado cardiovascular y aptitud física, y que progresivamente se vaya ampliando la duración e intensidad de la misma.

"La recomendación básica […] es practicar 150 min a la semana de ejercicios aeróbicos de intensidad moderada (máximo 70% de la frecuencia cardíaca máxima) repartidos en tres o más días" (Vidal-Puig et al., 2012, p.1779) siempre que exista una buena compensación de la diabetes.

Se deben valorar los niveles de glucemia en sangre antes, durante y después de realizar algún tipo de ejercicio físico, ya que esto marcará las actuaciones posteriores. Los niveles aconsejados de glucemia antes de la práctica deportiva son, según Fundación para la Diabetes (2015):"Si está entre 100 mg/dL - 150 mg/dL puede realizarlo sin riesgo (controlando siempre la glucemia)", si es menor a 100 mg/dL (5,5 mmol/L) se debería tomar un suplemento hidrocarbonado y esperar 10-15 minutos para realizar ejercicio, y si es superior a 250 mg/dL (13,8mmo/L) se debe valorar el nivel de cetonas en sangre para valorar la posibilidad de no realizar el ejercicio si es positivo, ya que en este caso se debería administrar insulina rápida y esperar dos horas para comprobarlo nuevamente.

Durante la actividad física si es necesario se continuará valorando la glucemia, y se tomarán suplementos hidrocarbonados de absorción rápida para evitar hipoglucemias si el ejercicio es prolongado (más de 30 minutos), 10-20 g de HC por cada 30-45 minutos. Si el ejercicio es moderado se tomarán 15-20g de HC, y si es intenso 20-25 g de HC.

Tras la práctica de ejercicio se debe volver a medir la glucemia, y controlar la ingesta de HC hasta 24 horas después para evitar hipoglucemias tardías y reponer los depósitos de glucógeno. Adecuar también la hidratación. Para información sobre recomendaciones adicionales, y las cantidades diarias de HC recomendadas por ejercicio, *(véase Anexo 10)*.

Para evitar los problemas tras realizar ejercicio físico (hipoglucemia (<60mg/dl), hiperglucemia (>200mg/dl) y cetosis), además de las anteriores recomendaciones, debemos ajustar previamente las dosis de insulina sin eliminarla. Para ello debemos tener en cuenta el tipo de insulina prescrita a la persona diabética porque de esta forma podremos anticiparnos al efecto que tendrá el ejercicio sobre la glucemia. Se evitará realizar ejercicio físico en el momento del pico máximo de acción de la insulina, ya que puede hacer que baje mucho la glucemia, y se realizará en los momentos de glucemias no elevadas.

El tratamiento a seguir en Murillo, S. (2012, p12) es:

"Horas de máxima acción: reducción de insulina rápida previa + aumento del consumo de hidratos de carbono.

Horas de mínima acción: solamente aumento del consumo de hidratos de carbono".

Cuando no se ajusta la dosis adecuadamente, tanto por defecto como por exceso de la reducción de insulina, surgen complicaciones como hipoglucemia e hiperglucemia. En el primer caso, cuando se realiza algún tipo de actividad física la glucosa entra en las células sin apenas ayuda de la insulina, lo que unido a una reducción insuficiente de la insulina, hace que aumente más el paso al interior de las células y que disminuya aún más su concentración en sangre. En el segundo caso, cuando se realiza ejercicio se requiere al menos una dosis mínima de insulina, y hay demasiado déficit de insulina, para compensar este déficit se activa la liberación de glucosa tanto del hígado como de los músculos, y ello unido a la cantidad de glucosa existente en el torrente sanguíneo que no ha podido pasar al interior de las células hace que aumente la glucemia (Murillo, S., 2012, p.3).

Con respecto al ejercicio intenso o de larga duración, se necesitarán grandes cantidades de insulina debido a que si ésta no es suficiente no podrá obtener suficiente energía de la glucosa y la obtendrá de las grasas, dando lugar a cuerpos cetónicos, lo que puede producir cetosis.

Además del ajuste de insulina antes de realizar ejercicio, debemos de tener en cuenta la zona de inyección de la insulina, debido a que si se administra la insulina en una zona a ejercitar se absorberá ésta más rápida con riesgo de hipoglucemia. Sin embargo, en actividades que se ejercitan la mayoría de los músculos se aconseja continuar con la zona donde habitualmente se administra.

3.6. GLUCEMIA

El control glucémico es el primer objetivo en el tratamiento de la personas con diabetes mellitus Tipo 1 debido a la hiperglucemia que esta enfermedad causa. A su vez debe prestarse atención a la glucemia por el efecto de la alimentación, ejercicio físico e insulina (exceso o defecto) que causa en ella, al igual que controlar las situaciones de hiperglucemia e hipoglucemia, y realizando los ajustes apropiados para recuperar los valores óptimos de glucemia.

Los valores que pretendemos para la DM1 son aquellos cercanos a los valores de una persona sana. Según Iglesias, Barutell, Artola & Serrano (2014, p.8), "Glucemia basal y preprandial 70-130mg/dl; Glucosa postprandial: Menos de 180 mg/dl, y A1C:7%". El término preprandial corresponde con los niveles de glucosa en la sangre antes de comer, y el término postprandial a las concentraciones de glucosa después de comer. En cuanto a la glucosa postprandial se recomienda su determinación 1 o 2 horas después de comer al alcanzar los niveles máximos de glucemia.

Además, para un óptimo control glucémico es necesario conocer el perfil individual de cada paciente con DM1, así como su edad (en nuestro caso, jóvenes), situación, alimentación y ejercicio físico, y el tipo de tratamiento insulínico correspondiente.

3.6.1. MÉTODOS DE AUTOCONTROL DE GLUCEMIA

Existen tres métodos para el control de glucemia: La prueba de la HbA1c, la cual trataremos en el *(Anexo 11)*, y dos métodos de autocontrol de glucemia: la automonitorización de glucemia capilar (AMGC), y la monitorización continua de glucosa (MCG), que trataremos en la sesión "Controla tu glucemia sin pincharte" usando un dispositivo de medición de glucosa, con ventajas para nuestra población.

3.6.1.1. AUTOMONITORIZACIÓN DE GLUCEMIA CAPILAR (AMGC)

Consiste en el uso de un dispositivo en el que es necesaria una punción capilar normalmente en un dedo o antebrazo para extraer una gota de sangre que se coloca en una tira reactiva la cual se introduce dentro del medidor de glucosa. Éste lee la tira y muestra un resultado en la pantalla que indica el nivel de glucemia que tiene en ese preciso momento.

3.6.1.2. MONITORIZACIÓN CONTINUA DE GLUCOSA (MCG)

Para un óptimo control glucémico es necesario conocer el tipo de tratamiento insulínico correspondiente, en este caso se trata de la Terapia intensiva con múltiples dosis de insulina subcutánea (MDI). Para este tipo de terapia se precisan de diversos controles glucémicos a lo largo del día (antes y después de cada comida, al acostarse, al hacer algún tipo de actividad física, en caso de híper o hipoglucemia...) para obtener información y realizar los ajustes necesarios.

Para una mayor comodidad y menor dolor, recurrimos a la monitorización continua de glucosa, ya que proporciona información más frecuente sobre las fluctuaciones de glucemia, rapidez y tendencia o dirección, ayudando a identificar situaciones no deseadas, evitando hiperglucemias o hipoglucemias asintomáticas.

Los sistemas de monitorización continua de glucosa (MCG): "Son unos dispositivos mínimamente invasivos para medir los niveles de glucosa en el líquido intersticial que rodea las células del tejido subcutáneo de la piel, proporcionan información continua sobre las fluctuaciones de glucosa en sangre durante todo el día y facilitan las decisiones del tratamiento óptimo".

Cuando no se ajusta la dosis adecuadamente, tanto por defecto como por exceso de la reducción de insulina, surgen complicaciones como hipoglucemia e hiperglucemia. En el primer caso, cuando se realiza algún tipo de actividad física la glucosa entra en las células sin apenas ayuda de la insulina, lo que unido a una reducción insuficiente de la insulina, hace que aumente más el paso al interior de las células y que disminuya aún más su concentración en sangre. En el segundo caso, cuando se realiza ejercicio se requiere al menos una dosis mínima de insulina, y hay demasiado déficit de insulina, para compensar este déficit se activa la liberación de glucosa tanto del hígado como de los músculos, y ello unido a la cantidad de glucosa existente en el torrente sanguíneo que no ha podido pasar al interior de las células hace que aumente la glucemia (Murillo, S., 2012, p.3).

Con respecto al ejercicio intenso o de larga duración, se necesitarán grandes cantidades de insulina debido a que si ésta no es suficiente no podrá obtener suficiente energía de la glucosa y la obtendrá de las grasas, dando lugar a cuerpos cetónicos, lo que puede producir cetosis.

Además del ajuste de insulina antes de realizar ejercicio, debemos de tener en cuenta la zona de inyección de la insulina, debido a que si se administra la insulina en una zona a ejercitar se absorberá ésta más rápida con riesgo de hipoglucemia. Sin embargo, en actividades que se ejercitan la mayoría de los músculos se aconseja continuar con la zona donde habitualmente se administra.

3.6. GLUCEMIA

El control glucémico es el primer objetivo en el tratamiento de la personas con diabetes mellitus Tipo 1 debido a la hiperglucemia que esta enfermedad causa. A su vez debe prestarse atención a la glucemia por el efecto de la alimentación, ejercicio físico e insulina (exceso o defecto) que causa en ella, al igual que controlar las situaciones de hiperglucemia e hipoglucemia, y realizando los ajustes apropiados para recuperar los valores óptimos de glucemia.

Los valores que pretendemos para la DM1 son aquellos cercanos a los valores de una persona sana. Según Iglesias, Barutell, Artola & Serrano (2014, p.8), "Glucemia basal y preprandial 70-130mg/dl; Glucosa postprandial: Menos de 180 mg/dl, y A1C:7%". El término preprandial corresponde con los niveles de glucosa en la sangre antes de comer, y el término postprandial a las concentraciones de glucosa después de comer. En cuanto a la glucosa postprandial se recomienda su determinación 1 o 2 horas después de comer al alcanzar los niveles máximos de glucemia.

Además, para un óptimo control glucémico es necesario conocer el perfil individual de cada paciente con DM1, así como su edad (en nuestro caso, jóvenes), situación, alimentación y ejercicio físico, y el tipo de tratamiento insulínico correspondiente.

3.6.1. MÉTODOS DE AUTOCONTROL DE GLUCEMIA

Existen tres métodos para el control de glucemia: La prueba de la HbA1c, la cual trataremos en el *(Anexo 11)*, y dos métodos de autocontrol de glucemia: la automonitorización de glucemia capilar (AMGC), y la monitorización continua de glucosa (MCG), que trataremos en la sesión "Controla tu glucemia sin pincharte" usando un dispositivo de medición de glucosa, con ventajas para nuestra población.

3.6.1.1. AUTOMONITORIZACIÓN DE GLUCEMIA CAPILAR (AMGC)

Consiste en el uso de un dispositivo en el que es necesaria una punción capilar normalmente en un dedo o antebrazo para extraer una gota de sangre que se coloca en una tira reactiva la cual se introduce dentro del medidor de glucosa. Éste lee la tira y muestra un resultado en la pantalla que indica el nivel de glucemia que tiene en ese preciso momento.

3.6.1.2. MONITORIZACIÓN CONTINUA DE GLUCOSA (MCG)

Para un óptimo control glucémico es necesario conocer el tipo de tratamiento insulínico correspondiente, en este caso se trata de la Terapia intensiva con múltiples dosis de insulina subcutánea (MDI). Para este tipo de terapia se precisan de diversos controles glucémicos a lo largo del día (antes y después de cada comida, al acostarse, al hacer algún tipo de actividad física, en caso de híper o hipoglucemia...) para obtener información y realizar los ajustes necesarios.
Para una mayor comodidad y menor dolor, recurrimos a la monitorización continua de glucosa, ya que proporciona información más frecuente sobre las fluctuaciones de glucemia, rapidez y tendencia o dirección, ayudando a identificar situaciones no deseadas, evitando hiperglucemias o hipoglucemias asintomáticas.
Los sistemas de monitorización continua de glucosa (MCG): "Son unos dispositivos mínimamente invasivos para medir los niveles de glucosa en el líquido intersticial que rodea las células del tejido subcutáneo de la piel, proporcionan información continua sobre las fluctuaciones de glucosa en sangre durante todo el día y facilitan las decisiones del tratamiento óptimo".

(Solans, Kotzeva & Almazán, 2011, p.18).

El sensor es estéril y desechable y se aloja en diferentes zonas del cuerpo generalmente a nivel subcutáneo (abdomen, muslo, nalgas, o externamente en el brazo, muñeca o antebrazo), y se basa en la oxidación de la glucosa en presencia de la enzima glucosa-oxidasa alojada en el sensor.

Existen diversos tipos de sistemas de monitorización continua de glucosa, los cuales los podemos clasificar en Tipo Holter o Retrospectiva, y en Tiempo Real.

- TIPO HOLTER O RETROSPECTIVA

Se trata de un dispositivo que tiene un sensor de medición continua del líquido intersticial, en el que se realiza medición retrospectiva que permite a los profesionales sanitarios obtener conocimientos más completos sobre el perfil glucémico del paciente y "fluctuaciones de glucosa cada 5 minutos (288 valores/24h) durante una semana" (Vidal, M. & Jansá, M., 2013, p.44). En este sistema los resultados son "ciegos" para el paciente porque no están visibles en la pantalla aunque se almacena en la memoria del transmisor. La información una vez recogida pasa al sistema informático de la consulta médica para ser visualizada (gráficamente) y analizada para identificar problemas no detectados por otras técnicas como glucemia capilar, y poder realizar los ajustes necesarios en el tratamiento. Actualmente los métodos más usados son Gold y iPro2, ambos de Medtronic® y MiniMed®, aunque el sistema DexCom® SEVEN Plus, el cual es a tiempo real puede hacerse ciego.

- TIEMPO REAL

Son aquellos dispositivos de uso propio del paciente que miden la glucosa de forma continua (lectura cada pocos minutos de la glucemia intersticial) y permite visualizar los niveles de glucosa en una pantalla del monitor.

También se muestra la dirección, cambio y tendencias y alarmas de hipo o hiperglucemia, pudiendo realizar ajustes a tiempo real. Éstos están compuestos por un monitor que lee y muestra los valores de glucosa, un transmisor por cable o vía WI-FI que envía la información sobre los valores de glucosa al monitor y un sensor de glucosa.

Existen tres técnicas de medición continua de glucosa a tiempo real:

- INVASIVAS:

Se trata de un dispositivo que mide la glucosa en el líquido intersticial mediante el uso de un sensor electroquímico enzimático insertado subcutáneamente e impregnado en glucosa oxidasa.

"La glucosa oxidasa cataliza la oxidación de glucosa en el líquido intersticial, generando una corriente eléctrica. Esta corriente es transportada por un cable hasta el monitor que analiza los datos cada 10 segundos y almacena el valor medio cada 5 minutos, dando un total de 288 mediciones al día" (Fernández, L.M. et al (2013, p.5). Actualmente nos encontramos con DEXCOM® G4 Platinum; Guardian® REAL-Time; FreeStyle® Navigator (no comercializado en España), y con el más novedoso y menos invasivo, el sistema de Monitorización Flash de FreeStyle® Libre (de medición libre), el cual trataremos en la sesión "Controla tu glucemia sin pincharte".

- SEMI-INVASIVAS:

Es un tipo de técnica de medición continua de la glucosa basada en la obtención de muestras de líquido intersticial mediante microdiálisis. "Consisten en una microbomba y un biosensor acoplados a un sistema de microdiálisis. Uno de ellos está comercializado (GlucoDay®, de Menarini)", pero no es aconsejado debido al "mayor tamaño y malestar que producen". (Menéndez, 2010, p.2-3)

- NO INVASIVAS:

Actualmente se están investigando métodos de monitorización continua de la glucosa alternativos (no invasivos) debido al rechazo al dolor y velar por la sencillez, con tecnologías recientemente nuevas, como son basados en la "tecnología óptica, luz infrarroja cercana o media, espectrofotometría, fluorescencia, polarimetría, tomografía de coherencia óptica, láser o ultrasonidos" (Menéndez, 2010, p. 2-3). En el Anexo VII se describen dos métodos novedosos no invasivos para una idea general, los cuales son las Lentes Inteligentes, y el Reloj, *(véase Anexo 12)*

4. OBJETIVOS

Con este trabajo pretendemos mostrar la importancia de la educación para la salud, y la necesidad del fomento de los autocuidados en una enfermedad crónica que precisa de unos cuidados continuos para evitar las posibles complicaciones a corto y largo plazo, además de lograr que tengan una vida lo más normal posible. Ello se conseguirá con la puesta en marcha de un taller.

4.1. OBJETIVO GENERAL

Nuestro objetivo general es favorecer la independencia y calidad de vida de los jóvenes de una edad comprendida entre los 18 y 29 años con diabetes mellitus tipo 1 a través de Educación Para la Salud en un proceso enseñanza-aprendizaje en una Zona Básica de Salud Urbana de Huelva, en el que conseguirán además un mayor control de la enfermedad.

4.2. OBJETIVOS ESPECÍFICOS:

1. Enseñar los valores óptimos de glucemia y los métodos de autocontrol de glucemia existentes automonitorización de glucosa AMGC y Monitorización Continua de Glucosa (MCG), junto con el control de la HBA1c.
2. Enseñar el manejo eficaz del dispositivo de monitorización continua de glucemia llamado Freestyle Libre, para que desarrollen habilidades y destrezas en su uso, en lo que respecta al funcionamiento de cada parte de la que consta (Sensor, Lector, Software), colocación, retirada del sensor y ajustes.
3. Desarrollar habilidades y destrezas en el uso de la pluma de insulina, en cuanto a la preparación de la pluma de insulina, selección de la aguja de insulina, y técnica de administración, evitando las lipodistrofias mediante la rotación de la zona de administración.
4. Enseñar cómo ajustar su dosis de insulina con el fin de conseguir sus objetivos para el control glucémico tanto para insulina rápida como insulina basal.
5. Conseguir que las personas con diabetes mellitus tipo 1 sean capaces de confeccionarse de forma autónoma sus propios menús mediante el sistema de raciones/intercambios y conteo de hidratos de carbono.
6. Desarrollar destrezas en relación a las actuaciones en el inicio, duración y finalización de la práctica deportiva para evitar las posibles complicaciones, junto con el aprendizaje del ajuste de insulina e hidratos de carbono en el ejercicio físico.

5. METODOLOGÍA

La metodología empleada es esencial debido a que con ella respondemos a como se procederá para alcanzar los objetivos planteados, utilizando los métodos más adecuados.

Para la elaboración del trabajo hemos realizado una búsqueda bibliográfica en diferentes bases de datos, tales como Scielo, Dialnet, Medline, Fisterra, Cochrane. También se ha recopilado información de diversas guías, libros sobre diabetes, revistas tanto impresas como electrónicas y asociaciones de diabéticos. Se ha utilizado el método de análisis-síntesis, en base a la actualidad, fiabilidad del documento y lugar de procedencia, con los siguientes criterios de exclusión: diabetes mellitus tipo 2, infancia-adolescencia, antigüedad menor a 6 años, baja fiabilidad de la fuente, fuentes con argumentación o datos dudosos de los temas que se han pretendido tratar o inexistencia de las mismas. Palabras clave: Jóvenes y diabetes mellitus Tipo 1, FreeStyle® Libre, monitorización glucemia, insulina, terapia intensiva.

En el presente caso, para la intervención educacional se ha diseñado un taller de autocuidados con seis sesiones didácticas. En el taller específicamente se trata la sesión 2 "Controla tu Glucemia sin Pincharte". Para la realización de esta sesión se ha recopilado información, de la cual gran parte procede de fuentes oficiales de la empresa ABBOTT para la información relacionada con este dispositivo y se ha analizado, resumido y adaptado para su mejor comprensión.

El resto de las sesiones son explicadas brevemente en los diferentes apartados del marco teórico. Las sesiones didácticas son las siguientes:

SESIÓN 1: PRESENTACIÓN DEL GRUPO. Consiste en la presentación tanto de los participantes como de los realizadores y los contenidos. Explicación de las generalidades sobre la diabetes.

SESIÓN 2: "CONTROLA TU GLUCEMIA SIN PINCHARTE". Consiste en la explicación de un nuevo método de monitorización continua de glucosa para medir/controlar los niveles de glucemia de forma constante evitando el doloroso pinchazo y de esta forma poder controlar los niveles acercándolos a los más adecuados para evitar las complicaciones.

SESIÓN 3: "VIVE CON INSULINA Y TU PLUMA". Consiste en la explicación del uso de las plumas de insulina como método de administración de insulina dentro de la terapia intensiva de múltiples dosis de insulina la cual es la más idónea.

SESIÓN 4: "AJUSTE DE INSULINA". Consiste en la explicación de cómo se ajusta la insulina cuando está fuera de los rangos aconsejados (80-130 mg/dl) tanto para glucemias <70mg/dl como para valores elevados >200mg/dl antes de comer (preprandial), teniendo en cuenta elementos como son el Factor de Sensibilidad (FSI) mediante la regla de 1500/1800, y el Índice insulina/carbohidratos (IC).

SESIÓN 5: "YO LOS CUENTO, YO LOS COMO, HIDRATOS DE CARBONO". Consiste en la explicación de la alimentación más idónea para la DM Tipo1 y el uso del método de raciones, necesidades energéticas, y el uso de planes de alimentación, en el que el más aconsejado es el sistema de raciones junto con el sistema de equivalencia/ intercambio.

SESIÓN 6: "MUÉVETE". Consiste en la explicación de la actividad física en la DM Tipo 1 con sus peculiaridades, beneficios que supone, y recomendaciones antes, durante y después de la práctica deportiva para evitar las complicaciones (hipoglucemia, hiperglucemia, cetosis), así como el efecto del ajuste de insulina.

El taller se ha realizado a partir de una población de jóvenes entre 18-29 años con DM 1, con reciente diagnóstico de la enfermedad (5 meses), y mal control metabólico a la que se le explica, enseña y aconseja sobre el dispositivo de monitorización Flash continua de glucosa, llamado "Freestyle Libre".

6. SESIÓN 2: "CONTROLA TU GLUCEMIA SIN PINCHARTE"

6.1. CONTEXTO DE LA SESIÓN

- Las actividades grupales de Educación Diabetológica se desarrollarán a nivel de zona Básica de Salud en Atención Primaria. La captación se realizará tanto en la consulta médica de la zona básica de salud como en la consulta de enfermería. Se contactará con las asociaciones de diabéticos para difundir la puesta en marcha del taller de autocuidados.
- La sesión será impartida por la enfermera de AP contando con el apoyo de la enfermera coordinadora.

6.2. PERFIL DE LAS PERSONAS DESTINATARIAS

Las sesiones están dirigidas a jóvenes con diabetes mellitus Tipo 1, no obesos, con mal control metabólico no consiguiendo llegar a una HbA1c de 7%, de una edad comprendida entre los 18-29 años que han pasado por un debut diabético hace 5 meses y actualmente aceptan la situación con un afrontamiento efectivo del duelo y están dispuestos a aprender cómo aplicarse autocuidados.

Se trata de un grupo homogéneo de 15 personas, en el que en general tienen un nivel cultural medio-alto. El 53 % (8) tiene estudios secundarios, y el 47 % (7) tiene estudios universitarios. En general no cuentan con dificultades económicas y tienen apoyo de la familia.

Generalmente acuden solos, sin dificultades de traslado a la zona básica de salud, ya que está localizada en una zona Urbana del centro de la ciudad con fácil acceso tanto para transporte público como privado.

6.3. ANÁLISIS DE LA SITUACIÓN

- Antes de comenzar el taller es necesario realizar una valoración inicial a cada participante sobre antecedentes familiares y personales, características personales, y hábitos de salud.
- También es necesario realizar una encuesta previa a todos los participantes. La encuesta nos ayudará a identificar sus comportamientos y conocimientos previos creencias, así como habilidades y destrezas *(véase Anexo 13)*.

- Esta encuesta será útil para explicar de manera detallada en cada taller los aspectos más relevantes que influyan en que esta población pueda aplicarse autocuidados fomentando un mayor control e independencia en su enfermedad.

6.3.1. COMPORTAMIENTOS PREVIOS

- En general se trata de jóvenes españoles que llevan una vida activa. El 67 % (10) realiza al menos una vez a la semana algún tipo de actividad física, y en lo general llevan una alimentación saludable. El 73 % (11) no fuma, y el 53 % (8) refiere beber ocasionalmente (menos de 2 veces al mes). Los valores y creencias más destacables son los propios de jóvenes preocupados por una sociedad basada en estereotipos y estética, por lo que piensan que está mal visto el "pincharse para ver sus niveles de glucemia".

6.3.2. DIAGNÓSTICO EDUCATIVO

- Podemos destacar en los resultados la actitud positiva de todos los participantes ante el comienzo del taller, sus preguntas constantes para resolver sus dudas y sus abiertas ganas de aprender porque consideran que una vez que conozcan todo sobre su enfermedad y como controlarla serán independientes en su propio cuidado y podrán llevar una vida lo más normal y disfrutar plenamente de su juventud.
- Nuestra labor consistirá en orientarle en sus propios cuidados para que sean capaces de llevar las riendas de su enfermedad y ser independientes.
- Gracias a las encuestas *(véase Anexo 13)* y al plan crónico de Educación Diabetológica del Área Básica de Salud, podemos conocer los conocimientos previos, actitudes y valores y habilidades y destrezas.

6.3.2.1. CONOCIMIENTOS PREVIOS
- Los participantes han mostrado un déficit en los cuidados propios de la diabetes por falta y/o colapso de conocimientos en general debido a que se diagnosticaron de diabetes hace muy poco tiempo (unos meses) y hasta ahora no han asumido su duelo y se preocupan por controlar la enfermedad. La gran mayoría tiene conocimientos básicos (definición de la enfermedad, valores de glucemia y en la técnica de punción del dedo), pero no de otros aspectos igualmente importantes y de otros métodos alternativos existentes como es la monitorización continua de glucemia.

6.3.2.2. ACTITUDES Y VALORES

En general muestran un buen grado de interés y preocupados por su enfermedad y por las complicaciones futuras de no llevar un buen control metabólico, por lo que esperan encontrar respuestas y aprender a manejar su enfermedad a lo largo de las diferentes sesiones del taller. Aunque la mayoría tiene unas nociones básicas de la diabetes, no llevan un adecuado control debido a que tienen dudas sin resolver y a que necesitan un mayor apoyo de los servicios sanitarios con información tanto teórica y práctica, por lo que con estas sesiones pretendemos que alcancen todos sus objetivos. También se muestran cansados de pincharse el dedo para medir los niveles de glucosa y admiten que aunque saben que no deben, en ocasiones debido al dolor y vergüenza se lo saltan.

6.3.2.3. HABILIDADES Y DESTREZAS

- Piensan que no tienen habilidades suficientes para llevar un buen control o incluso para inyectarse insulina debidamente.
- En general, aunque poseen un mínimo de conocimiento, creen que la alimentación y el ejercicio apenas influyen en el control de la enfermedad, que la alimentación es no comer HC y que el ejercicio es no cansarse demasiado. Por lo que debemos desmentir estas ideas y proporcionar información para que sean capaces de aplicarlo a la práctica y mejorar su control de la diabetes.

6.4. SECUENCIA DIDÁCTICA- CRONOGRAMA

- Introducción a la sesión

En los primeros 5 minutos se llevará a cabo la presentación de los profesionales así como la sesión a realizar, en este caso sería la sesión "Controla tu glucemia sin pincharte".
- Repaso de la sesión anterior con una pequeña puesta en común de los puntos más importantes (5 minutos).
- Explicación de la sesión

En los siguientes 20 minutos se procederá a la explicación de los contenidos didácticos mediante un cañón de proyección y diapositivas.
- Parte práctica de la sesión

Se realizará en los últimos 30 minutos un ejercicio práctico para observar como utilizan el método los participantes y si saben cómo hacerlo correctamente una vez explicada la teoría. Se usan para ello simuladores.

6.5. CONTENIDOS TALLER

SESIÓN 2: "CONTROLA TU GLUCEMIA SIN PINCHARTE"

En esta sesión trataremos un nuevo e innovador método de medición continua de glucosa o medición Flash de glucosa en tiempo real, que siendo invasivo se diferencia de todos los demás existentes en que no necesita calibración mediante punción distal, y que su sensor dura mucho más (14 días) y es más manejable (se puede usar en el agua y realizando ejercicio). De este modo evitaremos los dolorosos e incómodos pinchazos en los dedos que hacen que se desanimen y no lleven un buen control de los valores de glucemia. Para una imagen detallada de dicho aparato, *(véase Anexo 14)*.

- QUÉ ES

Se trata de un sistema de monitorización "continuo" de glucosa que mediante un escaneo del lector sobre el sensor que en 1 segundo muestra la lectura actual de glucosa y permite conocer cómo cambian los niveles de glucosa (tendencias de si se mantiene estable, baja o sube), al igual que un historial de las últimas 8 horas. No se trata exactamente de un sistema de monitorización continua, debido a que cada vez que quieras puedes saber el nivel de glucosa escaneándolo.

Es el más moderno en el mercado y tiene un precio de 59,90 € el lector, y 59,90 € cada sensor.

- INDICACIONES Y CONTRAINDICACIONES

Este sistema no debe ser utilizado por niños, sólo a partir de los 18 años, y debe ser retirado antes de ser sometido a estudio mediante imágenes por resonancia magnética (RM).

- PARTES

Este sistema consta de 3 partes, de un sensor, del lector y de un software optativo.

    – SENSOR

El sensor es un dispositivo de una altura de 5mm y un diámetro de 35mm. Se inserta subcutáneamente menos de 4mm de ancho de sensor a unos 5mm de profundidad, usualmente en la parte posterior del brazo. Puede ser utilizado en el agua y durante el ejercicio, ya que es resistente al agua (profundidad hasta 1 m en 30 min). Se desecha cada 14 días. Para una imagen detallada del sensor, *(véase Anexo 15)*.

    – LECTOR

Es capaz de almacenar 90 días (3 meses) de datos de glucosa si se utiliza al menos 1 vez dentro de c/8 horas, en caso contrario se pueden perder las glucosas antiguas.

El lector es un dispositivo portátil de 95mm x 60 mm x 16mm y peso 65g, que muestra las lecturas de glucosa tras la medición del sensor (glucosa actual, glucosa de 8 horas) y una flecha que indica la tendencia de hacía donde va dirigida la glucosa, si se mantiene, si va a aumentar o si va a disminuir, lo cual ayudará a la toma de decisiones.

Al ser un dispositivo portátil funciona por batería, la cual debe recargarse c/7 días durante 3 horas. Al acabarse la batería los datos no se pierden. En la pantalla del lector muestra un icono que avisa de cuánto tiempo le queda a la batería para agotarse. Para una imagen detallada del lector, *(véase Anexo 16)*.

- SOFTWARE

Es opcional descargar el Software de Freestyle Libre, ya que es gratuito y no caduca. Si se usa puede ser empleado para detectar tendencias y patrones en los datos de glucosa mediante el uso de la gráfica tipo semáforo, en el que los puntos problemáticos pueden ser identificados (semáforos rojo y amarillo).

Además nos proporciona la A1c, y el perfil ambulatorio de glucosa (AGP). El AGP muestra los cambios de glucosa a lo largo del tiempo. A los 5 días los datos se combinan y se añaden a un gráfico de 24 horas en el que se puede ver la variabilidad o exactitud a una determinada hora del día de los valores de glucosa. El AGP organiza los datos de glucosa en percentiles de 10, 25, 50 (mediana), 75 y 90.

También sirve el software para configurar detalles del lector como la hora y fecha, sonidos y vibraciones, idioma, rango objetivo de glucosa, perfil del lector, recordatorios.

Gracias a ello, tanto el paciente como el personal sanitario pueden tomar decisiones sobre su tratamiento con suficiente información, al igual que predecir situaciones (hipo-hiperglucemia).

- FUNCIONAMIENTO
    - COLOCAR EL SENSOR

Consta de dos partes: el aplicador del sensor y el paquete del sensor.

A la hora de elegir la zona donde se va a colocar el sensor, la recomendada es la parte posterior del brazo, debido a que ésta permanece plana durante las actividades cotidianas. También hay que tener en cuenta que la zona elegida no tenga cicatrices, lunares, estrías o bultos.

Se debe rotar la zona de aplicación cada vez que se cambie el sensor para evitar molestias o irritación de la piel y debe estar a 2,5 cm distante del lugar de inyección de la insulina. Según Laboratorios Abbott. (2014):

- PASOS A SEGUIR
1. Despegar por completo la tapa del paquete del sensor y desenroscar el tapón del aplicador del sensor.

2. Colocar el aplicador dentro del paquete del sensor abierto y alinear la marca oscura del aplicador con la marca del paquete.
3. Presionar firmemente el aplicador del sensor hasta llegar a un tope.
4. Sacar el aplicador del sensor del paquete del sensor.
5. Colocar el aplicador del sensor sobre la zona elegida limpia.
6. Apretar con firmeza hasta que el sensor esté listo
7. Comprobar que el sensor está fijo después de aplicarlo.
8. Poner en marcha el sensor encendiendo el lector
   - <u>No aplicar si:</u>
1. Parece deteriorado el aplicador del sensor o el paquete del sensor.
2. Si está abierto.
3. Si está caducado.
4. En caso de hemorragia que no se detiene retirar de inmediato y aplicar uno nuevo en otra zona.

- RETIRAR EL SENSOR

El sensor solo puede utilizarse 14 días debido a que cumplida esta fecha se inactiva. El lector avisa de cuando tiempo queda para su vencimiento. Se retira el sensor levantando el borde del adhesivo y despegándolo despacio en una vez.

- CÓMO MEDIR

El sensor automática y continuamente (cada minuto almacenando a intervalos de 15 minutos) los niveles de glucosa durante 8h. Cuando queremos medir, colocamos el sensor sobre el lector a una distancia de 1-4 cm, y no siendo necesario descubrir la zona donde está el sensor para medir, puede hacerse a través de la ropa. Es suficiente un segundo para obtener los valores de glucosa actuales (por lo que se llama Flash) y los de las últimas 8 horas, al igual que las tendencias.

- CALIBRAR

Es el único sistema de monitorización continua invasivo que no necesita calibración mediante punción distal, porque viene ya calibrado de fábrica. Tras colocar el lector sobre el sensor necesita un período de calentamiento de 1 hora, a partir de la cual ya comienza a realizar lecturas de glucosa de forma automática.

Sin embargo puede que sea necesario realizar una glucemia capilar, según Laboratorios Abbott (2014): "En presencia de variaciones rápidas de glucemia que no pueden reflejarse con exactitud en la concentración de glucosa en el líquido intersticial, o en caso de que el sistema indique hipoglucemia o hiperglucemia inminente o si los síntomas no se corresponden con los valores detectados por el sistema".

- COMO MANEJAR EL LECTOR

El lector se enciende pulsando el botón azul de inicio, todas las demás opciones se realizan a través de la pantalla táctil.

Es importante ajustar en primer lugar tanto la hora y fecha, así como el intervalo de glucosa óptimo recomendado.

Con diferentes opciones pueden verse según Laboratorios Abbott (2014):

- Historial: Resúmenes detallados de glucosa
- Gráfica diaria: Grafica diaria de glucosa de 24 horas
- Glucosa promedio: Glucosa promedio de los últimos 7,14,30 o 90 días
- Patrones diarios: Glucosa de los últimos 7,14,30 o 90 días
- Período objetivo: Se ve si durante los últimos 7 días la glucosa ha estado dentro del intervalo recomendado
- Sucesos de glucosa baja: Número de veces durante los últimos 7,14,30 o 90 días en los que la glucosa ha disminuido
- La gráfica no muestra lecturas de glucemia de más de 350mg/dl, las superiores aparecer como 350 mg/dl.

6.6. RECURSOS

- Recursos humanos

a) 2 Enfermeras del área básica de salud (Enfermera coordinadora y enfermera del Programa de Salud).
b) Un invitado/a, un paciente de DM 1 de muchos años de evolución con destreza y habilidades en el uso de monitorización continua de glucosa y en el uso de pluma de insulina, lo que facilitará el desarrollo de las sesiones.
c) Participantes

- Recursos materiales y didácticos

a) Cañón de proyección (material audiovisual), Fotocopias de la presentación en papel (material impreso)
b) Ordenador
c) Material didáctico: Medidor continuo de glucosa, aplicador y toallita con alcohol.
d) Cuestionarios:
   1) Comportamientos y conocimientos previos
      2) Evaluación de conocimientos adquiridos en la sesión "Controla tu Glucemia sin Pincharte"
e) Simulador

6.7. EVALUACIÓN

El programa de intervención comunitaria se evaluará de manera inicial, continua y final. Tendrá un carácter formativo, derivándose de cada evaluación una proyección de medidas para mejorar el funcionamiento del programa.

- Evaluación Inicial: Se pasa un pre-test para evaluar los conocimientos previos. (XIII)
- Evaluación Continua: Mediante charla-coloquio, se introducen mejoras dentro del aula según demandas.
- Evaluación Final: Mediante las actividades realizadas, cumplimiento de los objetivos, propuestas de mejora, realización del post-test del cuestionario utilizado en la EI, y realización final de un cuestionario *(véase Anexo 13)* y simulación práctica tras la sesión "Controla tu Glucemia sin pincharte" para la comprobación de las habilidades y destrezas adquiridas tras el mismo.

7. CONCLUSIONES

La realización del presente trabajo me ha aportado una gran amplitud de conocimientos más allá del aspecto médico de la enfermedad, centrados en los cuidados integrales de enfermería al paciente diabético mediante sesiones de autocuidados.

La autodeterminación de glucosa es uno de los pilares básicos en personas con diabetes mellitus tipo 1 debido a que "la diabetes Mellitus tipo 1 es una enfermedad crónica caracterizada por hiperglucemia y por un desarrollo tardío de complicaciones vasculares y neuropáticas" (Inzucchi & Sherwin, 2013, p.1479). A través de estas sesiones educativas, jóvenes con diabetes mellitus tipo 1 podrán adquirir conocimientos sobre cómo interpretar los valores de glucemia y sobre la existencia de otras formas más sencillas de medición de glucemia. En este sentido lograremos que posean un amplio conocimiento del más novedoso dispositivo de monitorización continua de glucemia, "Freestyle Libre", en lo que respecta a su funcionamiento, utilidad, así como destrezas en su uso. Esto tiene amplios beneficios para el control de su enfermedad, y aporta satisfacción personal al ser un método discreto, pudiendo ser utilizado en cualquier momento y situación, con un fácil manejo. Podemos verlo en la sesión "Contra tu Glucemia sin Pincharte.

La administración de insulina y los cuidados ante su administración son esenciales, y se facilitan a través de la pluma de insulina. "Dos ECA y una RS confirmaron la preferencia de los pacientes por las plumas precargadas vs las jeringas, con valores de 82%, 70% y 75% de los pacientes" (Antón et al., 2012, p.146), al igual que una mayor adhesión. Nuestra población podrá adquirir habilidades y destrezas en el uso de pluma de insulina y técnica de administración con rotación de la zona, lo que facilitará la absorción de insulina. En la sesión "Vive con Insulina y Tu Pluma" se recogen todos los contenidos necesarios para lograr este propósito. De igual manera, ajustarán adecuadamente la dosis de insulina rápida tras la descripción detallada y secuenciada de cómo hacerlo en la sesión "Ajuste de Insulina". Se ve reflejado en buenas actuaciones en situaciones de necesidad garantizando flexibilidad en tanto en la hora de la comida como en el ejercicio físico.

La alimentación es esencial para el buen control glucémico y metabólico de la enfermedad y la consecución de niveles de hemoglobina glucosilada (HbA1C), así como peso, colesterol y presión arterial adecuado a su fase vital. No existe una dieta específica para la diabetes, sino una alimentación adecuada en base al sistema de raciones. Aportará flexibilidad en las comidas y horarios, permitiendo ser variada y equilibrada.

Conseguimos que jóvenes sean capaces de elaborarse sus propios menús de forma equilibrada y adecuada gracias al contenido aportado en la sesión "Yo los Cuento, Yo los Como, HC". Gracias a ello, observaremos una mejoría en el equilibrio/mantenimiento del estado óptimo de la diabetes.

El ejercicio es un componente importante para el manejo de los jóvenes con diabetes mellitus y se ve reflejado en una mejor captación de glucosa por las células, como según Murillo, S. (2012, p.1) "En la regulación de la glucemia, los hidratos de carbono, la insulina y el ejercicio físico son los protagonistas principales. Mientras que los hidratos de carbono incrementan la glucemia, en condiciones normales la insulina y el ejercicio físico la reducen". Se deduce entonces que debe existir un equilibrio entre el ejercicio, alimentación e insulina. A través del diseño e implementación de la sesión "Muévete" comprobaremos destrezas adquiridas en las actuaciones ante la práctica deportiva, así como la no aparición de complicaciones y el aprendizaje del ajuste de insulina/HC.

Como conclusión general resaltar la relevancia de la Educación Para la Salud (EPS) en las enfermedades crónicas, cuya importancia y prevalencia es innegable. Como sucede en la diabetes mellitus tipo 1, "Los programas de promoción y educación para la salud, en el contexto de enfermedades crónicas no transmisibles, adquieren una connotación diferente, ya que en estas es más importante y factible educar y promover, que tratar y curar". (Arnold-Domínguez, Y., 2012, p.2). Y una vez diagnosticada la enfermedad, la EPS se encarga de modificar los conocimientos, actitudes y comportamientos. Es necesario educar con una metodología activa-participativa con el diseño de un taller de autocuidados que no sólo favorece el aprendizaje de los conocimientos sino el desarrollo de habilidades y destrezas que redundaran en la autonomía. En particular con el uso del dispositivo "Freestyle Libre" se conseguirá medir los niveles de glucemia durante más tiempo (14 días), durante el ejercicio, a través de la ropa, y sin necesidad de calibración. Lograremos mediante estas sesiones de Educación Para la Salud que jóvenes con diabetes mellitus tipo 1 de una edad comprendida entre los 18 y 29 años alcancen una mayor independencia y calidad de vida.

8. BIBLIOGRAFIA

- A. Menarini diagnostics. (2013). *Guía práctica de Actividad física y diabetes.* Badalona, España: Autor. Recuperado el 26-2-15 de http://www.diabetesmenarini.com/index.php/productos/material-de-apoyo/guias
- A. Menarini diagnostics. (2013). *Guía práctica de las insulinas.* Badalona, España: Autor. Recuperado el 5-3-15 de http://www.diabetesmenarini.com/index.php/productos/material-de-apoyo/guias.
- American Diabetes Association. (2014). Bombas de insulina. [Texto Web]. Recuperado el 17-3-15 de http://www.diabetes.org/es/vivir-con-diabetes/tratamiento-y-cuidado/medicamentos/insulina/bombas-de-insulina.html
- Alcon. (2014). Novartis to license Google "Smart lens" technology [Texto Web].Recuperado el 11-03-15 de http://multimediacapsule.thomsonone.com/novartis/alcon-announcement
- American Diabetes Association. (2015). El diagnóstico de la diabetes e información sobre la prediabetes [Texto Web]. Recuperado el 19-2-15 de http://www.diabetes.org/es/informacion-basica-de-la-diabetes/diagnstico.html?loc=db-es-slabnav
- Antón, M.A., Corcóstegui, B., Gallego, P., Gaztambide, S., Cañas, V., López de Argumedo, M.,...Yoldi, A. (2012). *Guía de Práctica Clínica sobre Diabetes Mellitus Tipo 1*. Vitoria, España: Servicio Central de Publicaciones del Gobierno Vasco. Recuperado el 11-2-15de www.guiasalud.es/GPC/GPC_513_Diabetes_1_Osteba_compl.pdf
- appsy. (2014). eHealth: smartwatch, un reloj para la diabetes [Texto Web]. Recuperado el 3-3-15de http://appsy.org/ehealth-smartwatch-reloj-diabetes/
- B.D. (2010). *Cómo usar plumas de insulina y agujas para plumas*. Franklin Lakes: EE.UU: Autor. Recuperado el18-3-15 de: www.bd.com/us/diabetes
- BD. (2015). Otros métodos para la aplicación de insulina [Texto Web]. Recuperado el 2-3-15 de http://www.bd.com/mx/diabetes/main.aspx?cat=3258&id=3328
- Bode, B.W. (2011). *Protocolo de Terapia con Bombas para Insulina*. Atlanta, EE.UU.: Medtronic. Recuperado el *5-3-15 de https://www.aace.com/files/bodepumpingprotocol-spanish.pdf*
- Bayer Diabetes Care. (2014). *Recomendaciones a tener en cuenta si haces ejercicio y tienes diabetes* [Formato PDF]. Recuperado el 13-2-15 *de:* http://www.diabetes.bayer.es/blog/diabetes-y-efercicio-fisico/te-presentamos-una-guia-nueva-con-recomendaciones-a-tener-en-cuenta-si-haces-ejercicio-y-tienes-diabetes/

- Bosch, M., Sunyol, C. & Paretas, M. (2011). Alimentación en la Diabetes. En D. Figuerola, *Manual de Educación Terapéutica en Diabetes* (pp.103-118). España: Díaz De Santos.
- Cabré, J.J., (2011). Ejercicio Físico. En D. Figuerola, *Manual de Educación Terapéutica en Diabetes* (pp.119-130). España: Díaz De Santos.
- Centro para la Innovación de la Diabetes Infantil Sant Joan de Déu. (2014). Cómo inyectar la insulina [Texto Web]. Recuperado el 28-2-15 de http://www.diabetes-cidi.org/es/diabetes-tipo-1/debut/como-inyectar-insulina
- Crespo, C., Brosa, M., Soria-Juan, A., Lopez-Alba, A., López-Martínez N. & Soria, B. (2013). Costes directos de la diabetes mellitus y de sus complicaciones en España (Estudio SECCAID: Spain Estimated Cost Ciberdem-Cabimer In Diabetes). *Avances en Diabetología 29*(6); 182-189. Recuperado el 31-3-15 de http://www.elsevier.es/es-revista-avances-diabetologia-326-articulo-costes-directos-diabetes-mellitus-sus-90254928.
- Federación Internacional de Diabetes. (2013). *ATLAS de la Diabetes de la FID 6ºedición* Brussels, Belgium: Autor. Recuperado el 25-2-15 de: http://www.idf.org/diabetesatlas/download-book
- Fernández, L.M., Ballesteros, M.A, Casanueva, B., Amo, F., Ortega, R., Gómez, M. (2013). Avances en el control de la glucemia. *Evidentia, 10*(43). Recuperado el 19-2-15
dehttp://dialnet.unirioja.es/servlet/articulo?codigo=4595795
- Frid, A., Hirsch. L., Gaspar, R., Hicks, D., Kreugel, G., Liersch, J. ... Strauss, K. (2008). *Nuevas recomendaciones en Técnicas de Inyección*. Bélgica: BD. Recuperado el 6-3-15 de
https://ademadrid.files.wordpress.com/2012/05/libro-bd-medical.pdf
- Fundación Alicia & IDIBAPS. (2012). Qué es el método del plato [Texto Web]. Recuperado el 3-3-15 de http://www.diabetesalacarta.org/que-es-el-metodo-del-plato/
- Fundación para la Diabetes. (2015). Controlemos la diabetes [Texto Web]. Recuperado el 27-2-15 de
http://www.fundaciondiabetes.org/general/83/controlemos-la-diabetes.
- Fundación para la Diabetes. (2015). Ejercicio físico [Texto Web]. Recuperado el 29-3-15 de http://www.fundaciondiabetes.org/infantil/218/ejercicio-fisico
- Google. (2014). About Smart Contact Lens Technology. EE.UU.: Alcon. Recuperado el 28-2-15 de:
http://multimediacapsule.thomsonone.com/file/download/2008/RelatedDocuments/1104
- Hernández, J. & Licea, M. E. (2010). Papel del ejercicio físico en las personas con diabetes mellitus. *Revista Cubana de Endocrinología, 21* (2), 182-201. Recuperado el 07-02-15 de:

http://scielo.sld.cu/scielo.php?script=sci_issuetoc&pid=1561-295320100002&lng=es&nrm=iso
- Iglesias, R., Barutell, L., Artola, S., Serrano, R., (2014). Resumen de las recomendaciones de la American Diabetes Association (ADA) 2014 para la práctica clínica en el manejo de la diabetes mellitus. *Diabetes Práctica, 5* (SuplExtr 2), 1-24
- imasD. (2014). Presentación imasD Health [Texto Web]. Recuperado el 5-3-15 de http://www.imasdtecnologia.com/2013-11-11-09-19-5/109-dispos/ 202-presentacion-imasd-health
- Instituto Nacional de Estadística. (2015). Principales enfermedades crónicas o de larga evolución diagnosticadas por sexo. 2011-2012 [Página Web]. Recuperado el 25-3-15 de http://www.ine.es/
- Instituto Nacional de Estadística. (2015). Defunciones por causas (lista reducida), sexo y edad. 2013 [Página Web]. Recuperado el 25-3-15de http://www.ine.es/
- insuflon™. (2015). insuflon™.IntraPump Infusions System [Página Web].Recuperado el 8-3-15 de http://intrapump.com/portfolio/insuflon/
- Inzucchi, S.E. &Sherwin, R.S (2013). Diabetes Mellitus Tipo 1. En L. Goldman & A.I. Schafer, *Tratado de Medicina Interna* (pp. 1479-1493). Barcelona, España: Elsevier España, S.L.
- Jansà, M., Muñoz, Á. & Peláez, P., (2011). Diabetes Mellitus tipo 1. En D. Figuerola, *Manual de Educación Terapéutica en Diabetes* (pp. 51-74). España: Díaz De Santos.
- Jorques, B. (2014). Un reloj cuenta el azúcar en sangre sin necesidad de pincharte [Texto Web]. Recuperado el 3-3-15 de http://www.tecnoxplora.com/gadgets/reloj-cuenta-azucar-sangre-necesidad-pincharte_2014072900297.html.
- Kanavos, P., Van den Aardweg, S. &Schurer, W. (2012). Diabetes expenditure, burden of disease and management in 5 EU countries. Londres, Inglaterra: LSE Health, London School of Economics. Recuperado el 25-3-15 de *www.lse.ac.uk/LSEHealthAndSocialCare/research/LSEHealth/MTRG /LSE_Diabetes_EXECSUM_24JAN2012.pdf*
- Laboratorios Abbott. (2014). FreeStyle Libre [Página Web]. Recuperado el19-2-15 de http://www.freestylelibre.es/, http://www.freestylelibre.es/help-center.html, http://www.freestylelibre.es/products.html.
- Laboratorios Abbott. (2014). FreeStyle Libre: Primeros pasos; Aplicación del sensor; La primera medición; Funciones y Ajustes del sistema; Más información, mejor control; Sustitución del sensor. [Recursos audiovisuales]. Recuperado el 19-2-15 de http://www.freestylelibre.es/

- Lafuente, N., Cruz, R., Bastres, J.P. Granados, A. & Castilla, M.L. (2006). *Guía de Atención Enfermera a Personas con Diabetes*. España: Servicio Andaluz de Salud. Recuperado el 2-2-15
- Lafuente, R., Martín, A., Luque, N., Ruiz, P. (2010). *Diabetes tipo 1: Qué debes saber, qué puedes hacer*. Junta de Andalucía, Escuela de pacientes. Recuperado el 2-2-15 de: http://www.escueladepacientes.es/ui/aula_guia.aspx?stk=Aulas/Diabetes_tipo_1/Guias_Informativas/Guia_Informativa_Diabetes_1
- Landajo, I., Camarero, M., Rubio, M., Gamiz, A., Paskual, A., Arteche, C., Lavin, G., Altuzarra, L. & Varona, L. (2012). *¡Me acaban de decir que tengo diabetes! Guía para jóvenes y adultos con diabetes tipo 1 y en tratamiento intensivo.* San Sebastián, España: Servicio Central de Publicaciones del Gobierno Vasco. Recuperado el 11-2-15 *de www.guiasalud.es/GPC/GPC_513_Diabetes_1_Osteba_paciente.pdf*
- Menéndez, E. (2010). Monitorización de la glucemia en la diabetes. Perspectiva histórica y evolución tecnológica. *Avances en Diabetología, 26*(Supl 1). 1-4. Recuperado el 27-2-15 de http://www.elsevier.es/es-revista-avances-diabetologia-326-resumen-monitorizacion-glucemia-diabetes-perspectiva-historica-90000596
- Murillo, S. (2012). *Diabetes Tipo 1 y Deporte. Para niños, adolescentes y adultos jóvenes*. Barcelona, España: EdikaMed, S.L.
- Murillo, S (2012). La alimentación del deportista con diabetes [Texto Web]. Recuperado el 25-2-15 de http://www.fundaciondiabetes.org/sabercomer/articulo/45/la-alimentacion-del-deportista-con-diabetes
- National Institute of Diabetes and Digestive and Kidney Diseases. (2008). *The Diabetes Control and Complications Trial and Follow-up Study*. EE.UU.: U.S. Department of Health and Human Services. Recuperado el 11-2-15 de http://diabetes.niddk.nih.gov/dm/pubs/control/.
- National Institute of Diabetes and Digestive and Kidney Diseases. (2010). *El diccionario de la diabetes (The Diabetes Dictionary)*. EE.UU.: U.S. Department of Health and Human Services. Recuperado el 25-03-15 de http://diabetes.niddk.nih.gov/Spanish/pubs/dictionary/index.aspx
- National Institute of Diabetes and Digestive and Kidney Diseases. (2013). *Guía para personas con diabetes tipo 1 y tipo 2*. EE.UU.: Autor Recuperado el 10-3-15 de http://diabetes.niddk.nih.gov/spanish/pubs/type1and2/what.aspx
- Otis, B. & Parviz, B. (2014). Introducing our smart contact lens project [Texto Web]. EE.UU.: Google Official Blog. Recuperado el 5-3-15 de http://googleblog.blogspot.com.es/2014/01/introducing-our-smart-contact-lens.html

- PLM®. (2014). Medicamentos PLM® [Página Web]. Recuperado el 9-4-15 de http://www.medicamentosplm.com/Home/Index
- Ruiz-de-Adana, M.S., Domínguez-Lopez, M.E., Machado, A., Colomo, N., Anarte, M.T., C-Soriguer, F. (2012). La monitorización continua de glucosa a tiempo real y los servicios nacionales de salud. ¿Hay suficiente evidencia científica para justificar su financiación pública?. *Avances en Diabetología, 27*(6). 204-214. Recuperado el 8-3-15 de *www.sediabetes.org/resources/revista/00002721archivorevista.pdf*
- Sáez, J., Granja V., Ferrari J.M., Valero M.A. & Herreros de Tejada A. (2008). Tipos de insulinoterapia. *Revista Clínica Española, 208*(2), 76-86.
- Solans, M., Kotzeva, A. & Almazán, C. (2011). *Sistemas de monitorización continua de glucosa en tiempo real.* España: Ministerio de Ciencia e Innovación. Agència d'Informació, Avaluació i Qualitat en Salut de Cataluña. Recuperado el 11-03-15 de http://www.bibliotecacochrane.com/BCPGetDocument.asp?SessionID=%2094 33313&DocumentID=AEC000102
- Torres, M., Barrio, R., García, B., Gómez, A., González, I., Hermoso, F., ...Rodríguez, M. (2011). Estado actual y recomendaciones sobre la utilización de los sistemas de monitorización continua de glucosa en niños y adolescentes con diabetes mellitus tipo 1. *Anales de Pediatría, 75*(2), 134.e1-134.e6.
- UNED. (2015). Recomendaciones RDA. Cuadros y tablas [Texto Web]. Recuperado el 29-2-15 de http://www.uned.es/pea-nutricion-y-dietetica-I/guia/guia_nutricion/recomendaciones_rda.htm?ca=n0
- Vázquez, C., Alcaráz, F., Garriga, M., Martín, E., Montagna, M.C., Ruperto, M.M. & Secos, J. (2006). Dieta por Intercambios de 1.500 Kcal [Texto Web]. Recuperado el 29-2-15 de http://www.fisterra.com/salud/2dietas/dietaIntercambios1500.asp
- Vázquez, C., Alcaráz, F., Garriga, M., Martín, E., Montagna, M.C., Ruperto, M.M. & Secos,J. (2006). Dietética y nutrición: Anexo 4: Tabla de equivalencias en medidas de uso habitual
[Texto Web]. Recuperado el 10-3-15 de http://www.fisterra.com/ayuda-en-consulta/dietas/anexo4equivalencias.asp
- Vidal-Puig, A., Figuerola Pino, D., Reynals de Blasis, E., Ruiz, M. & Ruiz Morosini, Mº. L. (2012). Diabetes Mellitus. En C. Rozman & P. Farreras Valentí, *Medicina Interna* (pp. 1759-1791). Barcelona, España: Elsevier España, S.L.
- Vidal, M. & Jansá, M. (2013). Sistemas de monitorización continua de la glucosa. *Rol de Enfermería, 36*(4). 275-278.

9. ANEXOS

ANEXO 1. TABLA 1.
Tabla 1. ALELOS HLA DE RIESGO Y PROTECTORES

Alelos HLA de riesgo locus (HLA II DRDQ	Alelos protectores
DRB1 0401, DRB1 0402, DRB1 0405, DQA1 0301, DQB1 0302 y DQB1 0201	DRB1 1501, 1401, 0701 y DQB1 0602, 0503, 0303

Fuente: Elaboración propia

ANEXO 2. TABLA 2.
Tabla 2. TIPOS DE INSULINA

TIPOS	NOMBRES	INICIO	PICO	FIN
ANÁLOGO RÁPIDA/ULTRARRÁPIDA	Humalog ® NovoRapid ® Apidra ®	10-15 min	½ - 1 ½ H	2-4H
RÁPIDA	Actrapid ® Humulina ® Regular ®	½ - 1 h	2-3H	5-6H
INTERMEDIA	Insulatard NPH® Humulina NPH® Humalog NPL® Humalog Basal ®	1-1 ½ h	5-8H	12-18H
ANÁLOGO LENTA/ULTRALENTA	Lantus ® Levemir ®	2-4 h 2-4h		24H 24H
ANÁLOGO RAPIDA/ULTRARRÁPIDA+NPL	NovoMix 30 ® NovoMix 50 ® NovoMix 70 ® HumalogMix 35 ® HumalogMix 50 ®	10-15 min	Dependerá de la proporción de la mezcla.	12-18H
RÁPIDA+NPH	Mixtard 30 ® Humulina 30-70 ®	½- 1h	5-8H	12-18H

Fuente: Landajo, I. et al.

ANEXO 3. TABLA 3
Tabla 3. TERAPIA INSULÍNICA CONVENCIONAL

Es aquella que intenta reproducir el perfil de secreción endógena mediante pautas fisiológicas y pautas no fisiológicas, generalmente con sólo dos inyecciones al día de insulina premezclada.

PAUTAS FISIOLÓGICAS	PAUTAS NO FISIOLÓGICAS
- Aquellas que suplen tanto los niveles basales como prandiales, mediante el uso de insulinas de acción prolongada o intermedia (usadas para corregir los requerimientos basales y la comida), que son mezcladas in situ con insulinas de acción rápida, como son la insulina regular o análogos (usadas para corregir el desayuno y la cena). Se diferencia de la terapia intensiva que las necesidades basales y prandiales en este tipo de terapia están juntas.	- Son aquellas que únicamente suple los requerimientos basales mediante una o dos inyecciones de insulina intermedia o prolongada.

Fuente: Elaboración propia

Es el menos usado ya que carece de flexibilidad en las comidas, debiendo consumir la misma cantidad de HC y realizar la misma actividad física sin modificaciones. Además que al estar mezcladas in situ ambas insulinas (rápida e intermedia) pueden surgir hipoglucemias debiendo recurrir a suplementos de HC.

En nuestro caso este tipo de terapia no se recomienda ya que tratamos con personas diabéticas jóvenes las cuales no tienen un estilo de vida monótono y esta terapia no puede ajustarse a sus necesidades. Sólo se usa en caso de estar contraindicada la terapia intensiva por complicaciones, dependencia o problemas de salud.

ANEXO 4. ADMINISTRACIÓN DE LA INSULINA

OTROS MÉTODOS DE ADMINISTRACIÓN DE INSULINA

Existen diversos métodos de administración además de las jeringuillas y plumas (desechables o reutilizables), sin necesidad de frecuentes inyecciones, como son Bomba de insulina, Jet injectors e Infusor o Insuflón de insulina:

Figura 1. BOMBA DE INSULINA

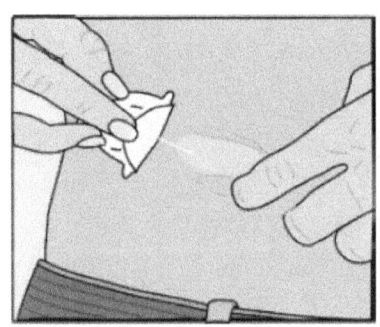 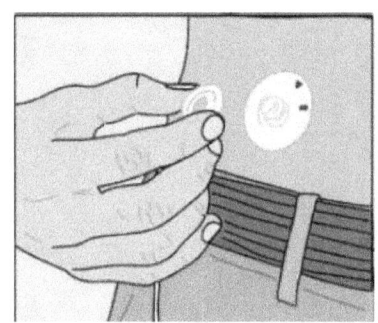

Fuente: Bode, B.W. (2011). Recuperado el 23-2-15

Se trata de un método alternativo a las inyecciones, el cual tiene dos partes, el catéter de conexión, que es un tubo fino flexible de plástico que conecta la bomba con el tejido subcutáneo (mayormente en abdomen), y el infusor se programa y dispensa insulina mediante una dosis basal (continua 24h) y una dosis bolo (adicional) para cubrir las demandas de la comida que es cuando hay un mayor aumento de glucosa en sangre o en una situación necesaria.

Las indicaciones para el uso de la bomba de insulina según Bode, B.W. (2011, p.3) son:

- "Incapacidad para alcanzar normoglucemia mediante Múltiples Inyecciones Diarias.
- Hipoglicemias recurrentes.
- Hipoglicemias inadvertidas.
- Preferencia del paciente por normalizar su estilo de vida.
- Incapacidad para tener éxito (por ejemplo, cetoacidosis diabética, hospitalizaciones recurrentes)."

Tabla 4. VENTAJAS Y DESVENTAJAS DEL USO DE UNA BOMBA DE INSULINA

VENTAJAS	DESVENTAJAS
Elimina las inyecciones individuales de insulina.	Aumento de peso
Dispensan insulina con más exactitud que las inyecciones	Puede causar cetoacidosis diabética si se sale el catéter y no recibe insulina durante varias horas
Hacen que la A1C mejore	Es muy costoso
Menos altibajos de la glucosa	Puede ser incómodo ya que está conectado a la bomba la mayor parte del tiempo
Fácil dispensar bolos de insulina y con discreción	Necesita una buena formación
Flexibilidad tipo y hora de comida	
Menos hipoglucemias	
Elimina los efectos imprevisibles de la insulina de acción intermedia/prolongada	
Permiten hacer ejercicio sin tener que comer una gran cantidad de CH	

Fuente: Elaboración propia

- RECOMENDACIONES EN EL USO DE BOMBA DE INSULINA
    - Debe haber recibido información previa al uso de la bomba.
    - El equipo de infusión se cambia cada 3 días.
    - El usuario decide cuánta insulina necesita administrarse.
    - Se realizar 4-6 glucemias al día.
    - Use insulina a una hora específica, para evitar olvidos.
    - Llevar siempre suministros adicionales o un pen de insulina.
    - Posibilidad de una oclusión o bloqueo en el sistema infusor cuando haya glucemias .altas inexplicables, ese caso cambiar todo el sistema.
    - No realizar cambios de catéter al acostarse, ya que si existen problemas no se notará hasta por la mañana.

- Se debería tomar controles escritos de la glucosa, CH, dosis insulina, corrección.
- Si tiene náuseas, vómitos, diarrea… comprobar si existen cuerpos cetónicos.

Figura 2. JET INJECTOR

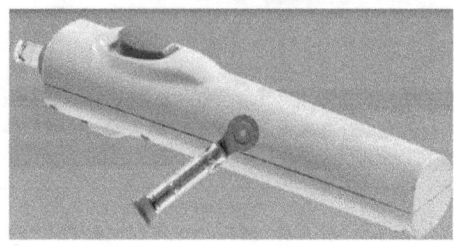

Fuente: PharmaJet®. (2015). [Imagen]. Recuperado el 8-3-15 de http://pharmajet.com/

Se trata de un dispositivo sin ajugas que fuerza la entrada de insulina a través de la piel gracias a un juego de presiones (a alta presión) accionado por aire comprimido o gas. A pesar de la ventaja de no necesitar agujas, tienen muchas desventajas como son su alto precio, dificultad de manejo, daños en la piel, y el efecto impredecible de la absorción de insulina. Por lo que este método no es muy usado.

Figura 3. EL INFUSOR O INSUFLÓN

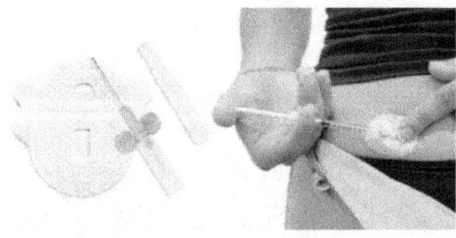

Fuente: insuflon™. (2015). [Imagen]. Recuperado el 8-3-15 de http://intrapump.com/portfolio/insuflon/

Se trata de un dispositivo que consiste en la inserción de una aguja de 18mm (0,71 ") de largo y 0,6 mm (0,02") de diámetro exterior en tejido graso subcutáneo (abdomen), que una vez insertada se deja únicamente la cánula, durante máximo 4 días, evitando de este modo las inyecciones frecuentes, debido a que la insulina se introduce mediante jeringa o pluma a través de la cánula. Este método puede aumentar el riesgo de infecciones.

- CONSERVACIÓN DE LA INSULINA

La conservación de la insulina, concretamente en plumas depende del uso que se le aplique, en caso de que sea de uso diario no conviene que esté guardada en el frigorífico ya que si está demasiado fría puede producir dolor en la zona de inserción, sin embargo, tampoco se debe dejar expuesta al calor, se aconseja una temperatura no superior a 30ºC, a 25ºC durante un mes, ya que puede precipitar al agitarse. Otro método para favorecer su conservación es evitar exponerla a la luz directa del sol encapuchándola, porque puede perder su eficacia.

Por otro lado, aquella insulina que no se utilice diariamente debe conservarse en el frigorífico entre 2ºC-8ºC, evitando su congelación, ya que puede destruir la insulina.

- ZONAS DE ADMINISTRACIÓN DE INSULINA

A continuación se muestra una tabla con las 4 zonas de administración de insulina, y el efecto en ella de la insulina.

Tabla 5. ZONAS DE ADMINISTRACIÓN DE INSULINA

BRAZOS	Zona externa.	Zona de rapidez intermedia.
MUSLOS	Zona superior y lateral izquierda.	Zona más lenta de inyección, la mejor para la noche.
ABDOMEN	Cualquier zona abdominal en la que exista grasa subcutánea.	Es la parte donde la insulina hace efecto más rápido
GLÚTEOS	Zona superior externa.	Zona de inyección lenta

Fuente: Elaboración propia

A continuación se muestra un dibujo que representa las zonas donde se administra insulina para mejorar su visualización:

Figura 4. ZONAS DE ADMINISTRACIÓN DE INSULINA

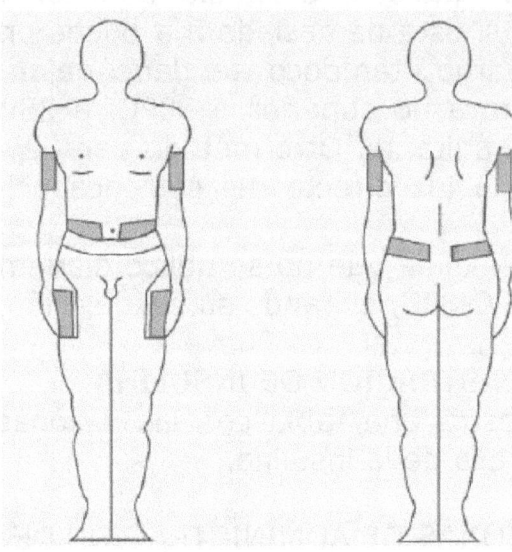

Fuente: Vidal-Puig et al. (2012), p.1775

- **ZONAS DE ADMINISTRACIÓN SEGÚN EL TIPO DE INSULINA**

A continuación vamos a ver cuál es la zona de administración de insulina adecuada al tipo de insulina:
- INSULINA RÁPIDA: La administramos según la terapia intensiva, ½ h antes de cada comida (desayuno, almuerzo, merienda, cena), por lo que debemos elegir una zona determinada de administración para cada comida. Por ejemplo:
    - Desayuno: En el abdomen
    - Almuerzo: En el brazo
    - Merienda: En la pierna
    - Cena: En la nalga
- INSULINA LENTA/INTERMEDIA: La administramos según la terapia intensiva, una dosis basal de insulina lenta/intermedia cada 12/24 h, siendo los lugares aconsejados aquellos de velocidad retardada como los glúteos o muslos.
- ANÁLOGOS DE INSULINA: Son variaciones de la insulina humana en la que se modifica algún aminoácido o secuencias de ellos. Pueden ser:
    - Análogos de acción rápida: Aquellos cuyo inicio de acción es muy rápido y tienen menor duración que las insulinas rápidas humanas. Se suelen administrar en la terapia intensiva (bolos rápidos y basales).Se denominan Lispro, Aspártica y Glulisina.

- Lispro o Humalog: Se administra 15-30 minutos previos a la comida. Las zonas de administración aconsejadas son en la parte superior de los brazos, muslos, glúteos o abdomen, debiendo rotarse la zona de administración. Además de ser apta la vía subcutánea, en algunos casos puede ser administrada intravenosa o en bomba de infusión continua.
- Aspártica o Novorapid: Se administra inmediatamente antes o después de cada comida. Las zonas de administración aconsejadas son en el abdomen, muslo, parte superior del brazo, y deltoides o glúteos, (siendo el abdomen el lugar de absorción más rápida), debiendo rotarse la zona a administrar. Puede ser usada en ISCI sin mezclar.
- Glulisina o Apidra o Shorant: Se administra subcutáneamente 15 minutos antes o después de cada comida. Las zonas de administración aconsejadas son en el abdomen, muslo y deltoide. Deben rotarse las zonas. Puede ser mezclado con NPH, administrado intravenosa o por infusión subcutánea en pared abdominal

- Análogos de acción prolongada: Son Glargina y Detemir. Actúan de forma lenta para controlar la glucemia entre las comidas y la noche, con una cobertura de Glargina 24h y Detemir 20h. Los análogos hacen que el patrón de absorción varíe menos y reducen el riesgo de hipoglucemias en bolos y nocturna que a comparación de la NPH.
  - Glargina o Lantus: Se administra subcutáneamente una vez al día. Las zonas de administración aconsejadas son en el abdomen, muslo o deltoides, sin ser diferente su absorción en estas áreas, y debiendo rotarse. No debe mezclarse ni diluirse, ni administrase intravenosa.
  - Detemir o Levemir: Se administra una o dos veces al día según necesidades. Las zonas de administración aconsejadas son en el abdomen, muslo, parte superior del brazo, deltoides o glúteos, debiendo rotarse. Se administra únicamente por vía subcutánea y no puede ser usada en bombas de insulina.

- TÉCNICA DEL PLIEGUE CUTÁNEO

La técnica del pliegue cutáneo se realiza cuando la distancia entre la superficie de la piel y la del músculo es inferior al largo de la aguja. Para ello se emplean los dedos pulgar e índice.

Se trata de un método seguro de evitar alcanzar el músculo, por lo que no debe ser demasiado grande, ni soltarse hasta que se haya administrado totalmente la dosis.

Los lugares donde se suelen realizar el pliegue cutáneo son en el abdomen y laterales de muslos en personas sin obesidad, sin embargo es más difícil aplicarlo de forma autónoma en los brazos y nalgas (no es necesario por el grosor del tejido subcutáneo). Sin embargo no siempre es necesario utilizar pliegue cutáneo, ya que depende de la longitud de la aguja, del IMC y la edad.

A continuación se muestra una imagen de cómo sería la inserción con una inclinación de 45º con y sin pellizco y de 90º con y sin pellizco.

Tabla 6. FACTORES QUE INFLUYEN EN LA ABSORCIÓN DE INSULINA

A continuación se muestra un cuadro síntesis en el que se indican los factores que influyen en la absorción de la insulina, aumentándola o disminuyéndola:

FACTORES QUE AUMENTAN LA RÁPIDEZ DE ABSORCIÓN	FACTORES QUE AUMENTAN EL TIEMPO DE ABSORCIÓN
Ejercicio en zona administrada	
Masaje de la zona.	
Temperatura elevada (calor de la piel, sauna, bañarse en agua caliente).	Temperatura fría.
Inyección en zona profunda (tejido muscular)	Inyección en zona superficial
Vasodilatación (alcohol)	Vasoconstricción (tabaco)

Fuente: Elaboración propia

- MODIFICACIÓN DE LA INSULINA BASAL.

Cuando no se alcanzan los valores objetivos de glucemia en repetidas y seguidas ocasiones se debe modificar la insulina basal. Para ello a continuación se muestran unas recomendaciones:

- No cambiar la dosis si las alteraciones son causadas por la dieta, ejercicio u otros factores.
- No se debe realizar modificaciones ante enfermedad o situación de estrés.
- Debe comprobarse una tendencia de la variación, no basta con una medición aislada. Lo podemos observar en las gráficas tanto del dispositivo como del software.
- Realizar cambios pequeños y graduales con aumentos o disminuciones del 10% sin sobrepasar 3 unidades por cambio y esperando de dos a tres días antes de realizar nuevos cambios.
- Comenzar normalizando el nivel de glucemia en ayunas, después el resto de insulinas progresivamente.

ANEXO 5. FIGURA 5
Figura 5. PLUMA DE INSULINA

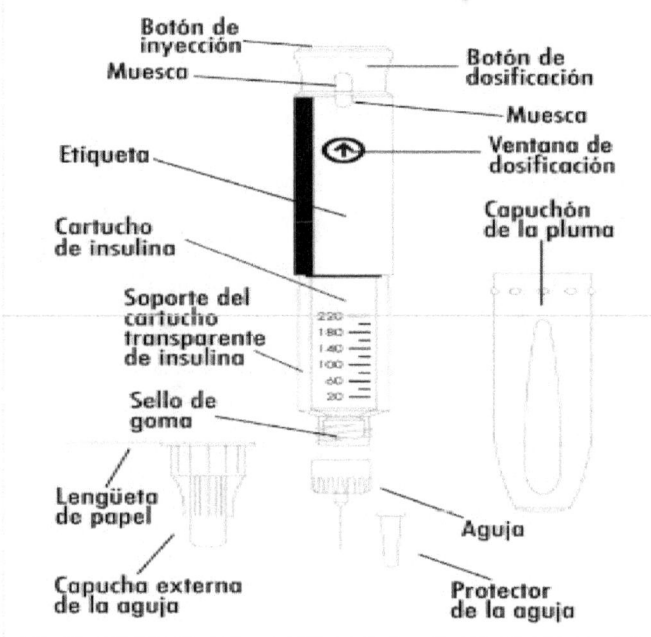

Fuente: Eurekasalud.es (2014). [Imagen]. Recuperado de:

http://eurekasalud.es/prospecto-+-62239 el 1-4-15

ANEXO 6. FIGURA 6
Figura 6. PLANTILLAS DE ROTACIÓN

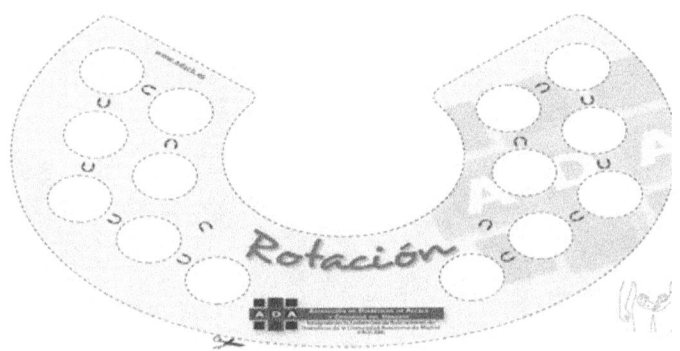

Fuente: ADACH. (2015). Autoinyección, zonas de rotación [Imagen]. Recuperado el 16-3-15 de *http://www.adach.es/2011/07/autoinyeccion-zonas-de-rotacion/*.

ANEXO 7. TABLA 7
Tabla 7. ENERGÍA DIARIA CONSUMIDA POR GRADO DE ACTIVIDAD ENERGÉTICA

	Actividad escasa	Actividad media	Actividad intensa
Mujeres	1.500-1.700 kcal	1.700-2.200 kcal	>2.200 kcal
Hombres	1.600-2.000 kcal	2.000-2.800 kcal	>2.800 kcal

Fuente: Bosch, M., Sunyol, C. & Paretas, M. 2011, p.105

ANEXO 7. TABLA 7
Tabla 7. ENERGÍA DIARIA CONSUMIDA POR GRADO DE ACTIVIDAD ENERGÉTICA

	Actividad escasa	Actividad media	Actividad intensa
Mujeres	1.500-1.700 kcal	1.700-2.200 kcal	>2.200 kcal
Hombres	1.600-2.000 kcal	2.000-2.800 kcal	>2.800 kcal

Fuente: Bosch, M., Sunyol, C. & Paretas, M. 2011, p.105

ANEXO 8. ESTRATEGIAS Y MEDIDAS PARA LA ALIMENTACIÓN
Tabla 8. REPARTO NUTRIENTES ENERGÉTICOS

En cuanto al reparto de nutrientes energéticos, en la cual se muestran los diferentes grupos de nutrientes y porcentajes aconsejados.

	CONSEJO EUROPEO	ADA	AVANCES EN DIABETOLOGÍA	UNED (RDA 2001,2005,2011+CNC2001
Hidratos de Carbono	50-60%	60-70%	50-60%	50-55
Proteínas	15%	10-20%	10-30%	10%x0.8gr Kg/día
Grasas Saturadas	<10%	<10%	<10%	<7-8%
Grasas Poliinsaturadas	10%	10%	<=10%	5%
Grasas Monoinsaturadas	10%	10%	<20%	15-20%
Colesterol			<300mg/día	Hasta 300mg/día

Fuentes: Lafuente, Cruz, Bastres, Granados & Castilla (2006), p.72 y UNED. (2015). Recomendaciones RDA. Cuadros y Tablas.

Tabla 9. RACIONES DE LOS DISTINTOS ALIMENTOS

LÁCTEOS (10HC P 7L)	-Leche entera 200g
	-Yogur 200g
	-Leche en polvo 50g
FARINÁCEOS (10HC 1-3P)	-Arroz 15g
	-Castañas 20g
	-Garbanzos 20g
	-Galletas 2 unidades (Cornflakes) 15g
	-Lentejas 20g
	-Pan 20g
	-Pasta de sopa 15g
	-Patata 60g
	-Tapioca 15g
	-Guisantes 130g
	-Habas 120g

FRUTAS (10HC)	-Albaricoque 100g
	-Pomelo 200g
	-Cerezas 70g
	-Higos 60g
	-Limón 200g
	-Naranja 100g
	-Fresas 100g
	-Pera 90g
	-Piñas 100g
	-Plátano 50g
	-Manzana 80g
	-Melocotón 100g
	-Mandarina 100g
	-Mango 70g
	-Melón 150g
	-Ciruelas 100g
	-Uva 50g
	-Sandía 150g
	-Tomate (zumo) 120g
VERDURAS (10HC)	-Berenjenas 200g
	-Alcachofas 200g
	-Coles Bruselas 150g
	-Guisantes 120g
	-Remolacha 100g
	-Tomate 150g
	-Nabos 200g
	-Pimientos 150g
	-Zanahorias 150g
	-Espárragos 300g
	-Espinacas Cantidad libre
	-Coliflor Cantidad libre
	-Rábanos Cantidad libre
	-Apio Cantidad libre
	-Acelgas Cantidad libre
	-Lechuga Cantidad libre
	-Escarola Cantidad libre
GRASAS (10L)	-Aguacate 60g
	-Cacahuetes 25g
	-Margarina 10g
	-Mantequilla 10g
	-Aceites 10g
	-Nueces 20g
	-Avellanas 20g
	-Almendras 20g
	-Aceitunas 50g

	-Crema de leche ligera 30g
	-Nata (crema de leche espesa) 20 g
PROTEICOS (8P, 4L)	-Ternera, buey 50g
	-Pescando blanco o azul 60g
	-Queso 50 g
	-Requesón 100g
	-Huevos unidad
	-Pollo, conejo 50g

Fuente: Bosch et al. (2011). P.111.

- **CÓMO MEDIR O PESAR LOS ALIMENTOS**

Para asegurarnos de que las raciones sean del tamaño correcto podemos utilizar diferentes métodos de medición, tales como el vaso medidor, plato, cucharas para medir e incluso balanzas. A demás siempre se debe revisar el etiquetado.

- VASO MEDIDOR

Es un instrumento de medición (2 raciones) para alimentos cocidos farináceos, como son las patatas, pasta, guisantes, habas, legumbres, arroz, pan Una vez esté lleno hasta la señal para cada alimento cocido, equivale a 40 g de pan. Por lo que este método nos permite una dieta variada y adaptada a diferentes circunstancias pudiendo intercambiar por 40g de pan. Gracias a la siguiente tabla podemos comprender aún más con medidas el vaso medidor:

Tabla 10. MEDIDAS DEL VASO MEDIDOR

N° DE RACIONES	PESO EN CRUDO	PESO APROX EN COCIDO	VOLÚMENES EN COCIDO
2 RACIONES	-120 g de guisantes, habas.	120-130 g	UN VASO MEDIDOR LLENO HASTA LA SEÑAL INDICADA PARA CADA ALIMENTO.
	-100 g de patatas.	100 g	
	-40 g de legumbres (lentejas, judías, garbanzos)	80-100g	
	-30 g de arroz	90-120g	
	-30g de pasta (de sopa, espaguetis, fideos, macarrones)	60-50g	

Fuente: Antón et al (2012), p.279

- CUCHARAS

A continuación veremos una tabla con ejemplos de medidas con cucharas, modificada por el autor a partir de la fuente.

Tabla 11. EJEMPLOS DE MEDIDAS CON CUCHARAS

1 cucharada sopera de aceite	10ml
1 cucharada sopera (colmada) de azúcar	20gr
1 cucharada sopera de arroz (crudo)	20-25gr
1 cucharada sopera de harina	20-25gr
1 cucharada de postre de aceite	5ml
1 cucharada de postre de azúcar	10gr
1 cucharada sopera de mermelada	20-25gr
2 cucharadas soperas de lentejas en crudo	20gr
3 cucharadas soperas de garbanzos en crudo	40gr

Fuente: Vázquez, C. et al (2006). Dietética y nutrición: Anexo 3: Ejemplos gráficos de intercambios en medidas caseras [Imagen]. Recuperado el 10-3-15 de http://www.fisterra.com/ayuda-en-consulta/dietas/anexo3.asp

- PLATOS Y OTRAS MEDIDAS

A continuación podemos ver una tabla con medidas de platos y otras medidas como tazas.

Tabla 12. MEDIDAS DE PLATOS

1 Plato hondo de verdura	200-300gr
Vaso de agua o taza de leche	200ml
1 taza de café de arroz o pasta pequeña	80-100gr
1 vaso de vino habitual	100gr

Fuente: Vázquez, C. et al. (2006), Dietética y nutrición: Anexo 4: Tabla de equivalencias en medidas de uso habitual [Tabla]

- BALANZAS

Las balanzas te darán los gramos exactos del alimento a consumir facilitando el proceso.

- ETIQUETADO DE LOS ALIMENTOS

En las etiquetas aparecen los datos nutricionales con el tamaño de cada porción, calorías y gramos de cada grupo, grasas, carbohidratos (azúcar, almidón, y fibra), proteínas, colesterol, así como vitaminas, minerales y edulcorantes. Utilizar alimentos etiquetados nos puede ser útil a la hora de decidir qué cantidad de carbohidratos se quiere consumir y tener una mayor flexibilidad, junto con un mayor control metabólico.

Tabla 13. SPECIAL K KELLOGGS 375G

	Por 100g	Porción de 30g
VALOR ENERGÉTICO/ENERGÍA	1706kJ 404 Kcal	512kJ 121Kcal
GRASAS/LÍPIDOS de las cuales saturadas	7g 3,5g	2,1g 1,1g
HIDRATOS DE CARBONO	75g	23g
FIBRA ALIMENTARIA	4,5g	1,4g
PROTEÍNAS	8g	2,4g
SAL	0.83g	0,25g
VITAMINAS:	(%VRN)	(%VRN)
VITAMINA D	6,4ug(127)	1,9ug(38)
VITAMINA C	102 mg(127)	30mg(38)
TIAMINA (B1)	1,4mg(127)	0,42mg(38)
RIBOFLAVINA (B2)	1,8mg(127)	0,53mg(38)
NIACINA	20,3mg(127)	6,1mg(38)
VITAMINA B6	1,8mg(127)	0,53mg(38)
ÁCIDO FÓLICO	254ug(127)	76,0ug(38)
VITAMINA B12	3,2ug(127)	0,95ug(38)
MINERALES/HIERRO	8,8mg(63)	2,7mg(19)

Fuente: Kelloggs. (2015). Envase de Special K. Valores nutricionales.

A la hora de calcular la cantidad de cereales que equivale a una ración de CH (10g), debemos mirar el tamaño de la porción estándar, que puede ser 100g o de 30g, y luego mirar la cantidad de carbohidratos que corresponden a esa porción, que son respectivamente 75g y 23g de CH.
100g de cereales------------75g CH
X g de cereales--------------10g CH
X: 13,3g CH a consumir
O lo mismo:
30g de cereales---------------23g CH
X g de cereales---------------10g CH
X: 13,04g CH a consumir

Tabla 14. ÍNDICE GLUCÉMICO

ALIMENTO	IG (Pan blanco=100)	Medida	Gramos de HC por medida	CG/medida
-Patatas hervidas	121	1 (250g)	51	61
-Cereales de desayuno	119	1 taza	24	29
-Barquillos	108	2 tazas	31	66
-Miel	104	1 cucharada	17	18
-Panecillo	102	1	38	39
-Zanahoria	101	½ taza	8	8
-Pan blanco	101	1 rebanada	12	12
-Azúcar	92	1 cucharadita	4	4
-Pasas	91	30g	22	20
-Zumo de naranja	81	200ml	20	16
-Pastel				
-Arroz integral	80	1 porción	36	29
-Palomitas	78	1 taza	45	35
-Palomitas dulces	78	1 taza	6	5
-Banana	78	½ taza	16	12
-Uva				
-Naranja	75	1 (180g)	27	20
-Pasta	61	½ taza	14	9
-Manzana	61	1	16	10
-Lentejas	58	1 taza	40	23
-Leche entera	51	1	21	11
-Pomelo	40	1 taza	40	16
-Fructosa	38	1 taza	12	5
-Fresas	36	½	10	2
-Cacahuetes	33	2 cucharadas	31	10
	31	1 taza	24	7
	20	30g	5	1

Fuente: Bosch et al. (2011). P. 113.

Según Bosch et al. (2011, p.112): "El índice glucémico (IG) Es un concepto numérico que expresa la capacidad de un determinado alimento para elevar la glucemia en comparación con un patrón estándar-el pan blanco- que se equipara a 100. ". Por lo que con saber IG no es suficiente, debido a que la respuesta glucémica también depende de la cantidad de HC, la cual la ofrece la carga glucémica, que según Vidal-Puig et al (2012, p.1774): "La carga glucémica (CG) es el producto del IG por el contenido en hidratos de carbono (HC) del alimento en cuestión" y "Cada unidad de CG dietética representa el efecto glucémico equivalente a 1g de HC procedente del pan blanco". Por lo que a mayor cantidad consumida mayor carga glucémica, por lo que menores cantidades supondrán un efecto beneficioso para el paciente.

- OTROS PLANES DE ALIMENTACIÓN

  – MENÚ DE INTERCAMBIOS PREFIJADOS

A continuación mostraremos un ejemplo de dietas prefijadas con intercambios, en el que ya están establecidas las dietas y solo se debe elegir una de ellas. En este caso es de 1.500 Kcal. Según Vázquez, C. et al. (2006), [Página Web]:

"**Desayuno**: Lácteos 1, Hidrocarbonado 1, Fruta 2:
1. Un vaso de leche desnatada, cereales "All Bran" (20g-1l), una pieza de fruta.
2. Un vaso de leche desnatada con café, pan (20g-1l), una pieza de fruta
3. Dos yogures desnatados, galletas (2-1l), una fruta.

Media mañana: Hidrocarbonado 2, Proteico o lácteo 0.5:
1. Pan (40g-2l), jamón York (30g), café solo o infusión.
2. Galletas (4unidades-2l), medio vaso de leche o un yogur.

Comida: Verdura 1, Hidrocarbonado 3, Proteico 2, Fruta 2
1. Arroz blanco (30g-2l) con verduras (200g) y pollo (100g), pan (20g-1l), una pieza de fruta.
2. Menestra de verduras 300g, albóndigas de ternera (100g) con arroz (30g-2l), pan (20g-1l). Una pieza de fruta
3. Ensalada de tomate (300g) con queso de Burgos (25g). Pasta (30g-2l) con salsa de tomate casera, carne picada (50g) y queso rallado (25g). Pan (20g-1l). Una pieza de fruta.
4. Espinacas rehogadas (300g) con patatas (100g-2l). Chuleta de cerdo (100g) y pan (40g-2l). Una pieza de fruta.

5. Pasta (30g-2l) con almejas y gambas (100g), pan (20g-1l). Ensalada de lechuga (100g), tomate (50g) y cebolla (50g). Una pieza de fruta.
6. Cocido: garbanzos (40h-2l) con repollo (250g) y carne (100g), pan (40g-2l). Una pieza de fruta.

Merienda: Hidrocarbonado 1, Proteico o lácteo 0.5:
1. Pan (20g-1l), jamón York (30g), café solo o infusión.
2. Galletas (2 unidades-1l), medio vaso de leche o un yogur.

Cena: Verdura 1, Hidrocarbonado 3, Proteico 2, Fruta 2:
1. Puré de patata (100g-2l), Trucha (100g), pan (20g-1l), una pieza de fruta
2. Pisto de verduras (300g), pechuga de pavo (120g) con arroz (30g-2l), pan (20g-1l). Una pieza de fruta
3. Espinacas (300g) con uvas pasas (25g) y piñotes (25g). Merluza (100g) con patatas (100g-2l). Pan (20g-1l). Una pieza de fruta.
4. Sopa de fideos (30g-2l). Roti de pavo (120g) con zanahoria, pimiento verde y cebolla (200g) al horno. Pan (20g-1l). Una pieza de fruta.
5. Alcachofas (100g), salmón a la plancha (100g) y puré de patatas (100g-2l). Pan (20g-1l). Una pieza de fruta.
6. Ensalada, lechuga (100g), tomate (100g) y cebolla (100g). Tortilla de patatas (100g-2l) (1 patata y 2 huevos). Pan (20g-1l). Una pieza de fruta."

Antes de acostare: Lácteos 0.5, grasa total/ día 40g.
- MÉTODO DEL PLATO

El método del plato se basa en el uso de un plato de 23cm de diámetro, el cual se divide en cuatro partes para los diferentes grupos de alimentos y de esta forma construir un menú:
-Medio plato: Ensalada o verdura (cantidad no limitada)
-Cuarta parte: Proteínas (Huevo, carne, pescado), con cantidad no limitada hasta 100-125g.
-Cuarta parte: HC (harinas, arroz, pasta, patata, legumbres). Cantidad limitada edad, sexo, peso, actividad física.
-Fruta o pan según cantidad de CH necesarios.

ANEXO 9. TABLA 15
Tabla 15. CONTENIDO DE LAS RACIONES

- 1 ración de hidratos de carbono equivale a 10 g de azúcar.
- 1 ración de proteínas equivale a 10 g de proteína.
- 1 ración de grasa equivale a 10 g de lípidos.

Fuente: Bosch et al. (2011), p.111.

ANEXO 10. CONSEJOS Y RECOMENDACIONES EN LA PRÁCTICA DEPORTIVA

A las personas con diabetes mellitus se recomienda que realicen ejercicios aeróbicos (caminar, bailar, nadar, correr, ciclismo) y de baja y sostenida resistencia, porque además de proporcionar beneficios cardio-respiratorios, aumenta como antes dijimos la utilización de glucosa por el músculo, sensibilidad de insulina y absorción de depósitos subcutáneos, e ir aumentando progresivamente la intensidad. Están más desaconsejados los ejercicios anaeróbicos (con falta de O2, utilizando la fuerza muscular, como son los pesos, cintas elásticas y máquinas) como son los de alta intensidad y corta duración.

Algunas recomendaciones generales son:
1. Consultar al médico, enfermera o educador sobre el tipo de ejercicio físico a realizar.
2. Ir identificado correctamente (collares, brazaletes)
3. No hacer ejercicio solo
4. Hacer controles de glucemia antes y después del ejercicio.
5. Valorar/reducir las necesidades de insulina previa al ejercicio.
6. Realizar un calentamiento de 10-15 minutos antes del ejercicio, junto con ejercicios de flexibilidad y relajación de 5-10 minutos.
7. No hacer ejercicio en horas de temperatura máxima, así como evitar realizar ejercicios en condiciones de frio extremos, y en periodos de descontrol metabólico.
8. Disponer de suplementos de HC por si sufriera una hipoglucemia durante el ejercicio.
9. Beber abundantes líquidos antes, durante y después del ejercicio.
10. Hacer un chequeo médico antes de comenzar a hacer ejercicio físico de forma continuada.
11. Usar un calzado adecuado para proteger los pies.
12. Examinar los pies tras realizar el ejercicio en busca de heridas o ampollas.
13. Usar ropa adecuada para el tipo de ejercicio.
14. Parar la actividad y descansar si es necesario, e interrumpir el entrenamiento si siente malestar, náuseas o taquicardia excesiva.

- TIPOS DE EJERCICIOS Y RECOMENDACIÓN DIETÉTICA

A continuación se muestra una tabla con las cantidades diarias de HC recomendadas según las horas de ejercicio físico a la semana.

Tabla 16. CANTIDAD DE HC SEGÚN HORAS DE EJERCICIO FÍSICO

3-5 sesiones semanales de 1h	4-5 g de HC por Kg de peso corporal
Más de 5 sesiones semanales de 1h	5-6 g de HC por Kg de peso corporal
Más de 5 sesiones semanales de 2h	7-8 g de HC por Kg de peso corporal
Más de 5 sesiones semanales de más de 2h	8-10 g de HC por Kg de peso corporal

Fuente: Murillo, S. (2012). La alimentación del deportista con diabetes [Tabla]. Recuperado de: http://www.fundaciondiabetes.org/general/articulo/45/la-alimentacion-del-deportista-con-diabetes

- HIDRATOS DE CARBONO (HC) Y EJERCICIO

A continuación se muestra la tabla que indica las pautas de ejercicio e ingesta de HC según los valores de glucemia e intensidad del ejercicio.

Tabla 17. PAUTAS DE EJERCICIO E INGESTA DE HC

INTENSIDAD EJERCICIO	GLUCEMIA (Mg/Dl)	INGESTA
BAJA Caminar 1-2h Footing o Bicicleta <30min Tenis <30 min	<100	10-15 g HC/h antes (1 unidad fruta o pan)
	>100	No precisa comer
MODERADA Tenis >30 min Nadar >30 min Correr >30 min Golf > 30 min Bicicleta >30 min	<100	25-50 g HC antes (1 unidad de pan + 1 unidad de fruta) 10-15 g/hora durante (1 unidad de fruta o pan/hora de ejercicio) Monitorizar glucemias
	100-180	10-15 g/hora de ejercicio (1 unidad de fruta o pan/hora de ejercicio)
	180-300	No precisa comer
	>300	No hacer ejercicio

FUERTE 1-2 h fútbol, hockey, ciclismo, squash.	<100	50 g HC antes: 2 unidades de pan + 1 unidad de leche o fruta y 10-15 g/h (1 unidad de fruta o pan/hora de ejercicio) Monitorizar glucemias
	100-180	25-50 g HC/h (1 unidad de fruta o pan)
	180-300	10-15 g HC (1 unidad de fruta o pan)
	>300	No realizar ejercicio

Fuente: Cabré, J.J. (2011). p.121

ANEXO 11. CONTROL DE LA HEMOGLOBINA GLICOSILADA (HBA1c)

La hemoglobina glucosilada (HbA1c) refleja la cifra media de glucemia en sangre de las últimas 6-8 semanas previa a su extracción y nos sirve para conocer si se ha controlado adecuadamente. Las cifras altas de HbA1c están relacionadas con las complicaciones de la DM, por lo que debemos hacer un seguimiento de todos los pacientes diabéticos, aquellos que se acercan a las cifras óptimas de HbA1c que como anteriormente dijimos es de 7%, y se mantienen estables, se realizarán esta prueba cada seis meses, y en caso de que no consigan esta cifra o hayan sufrido recientes cambios en el tratamiento, se realizará cada tres meses.

Sin embargo, no siempre es útil la HbA1c, debido a que según Iglesias et al. (2014), "Puede verse alterada en situaciones que afecten al *turnover* eritrocitario (hemólisis, pérdida de sangre) y no ofrece una medida de la variabilidad glucémica y la hipoglucemia."p.7

Cifras de HbA1c menores o iguales a 7% según dos estudios, DCCT y EDIC, reducen el riesgo de complicaciones. Según National Institute of Diabetes and Digestive and Kidney Diseases. (2008, p.1), en el estudio DCCT: "reduce el riesgo de retinopatía (76%), de enfermedad renal (50%) y de enfermedad nerviosa (60%).", y en el estudio EDIC: "reduce el riesgo de cualquier enfermedad cardiovascular (42%), ataque cardíaco no fatal, accidente cerebrovascular o muerte por causas cardiovasculares (57%)". Pero sin embargo en nuestro caso que son jóvenes con DM1 reciente y sin otra enfermedad asociada pueden aconsejarse unas cifras de HbA1c hasta menores de 6.5%.

ANEXO 12. SISTEMAS DE MONITORIZACIÓN CONTINUA NO INVASIVOS: LENTES INTELIGENTES Y RELOJ.

- **LENTES INTELIGENTES**

Google junto con Alcon, división oftalmológica de Novartis han creado unas lentes que pueden medir el nivel de glucosa, debido a estudios que muestran que las lágrimas contienen glucosa.

Se basan en la tecnología TINY mediante electrónica miniaturizada compuesta de un chip inalámbrico y un sensor de glucosa en miniatura para medir la glucosa lacrimógena. Según Google. (2014, p.1): "El chip y sensor están incrustados entre dos capas de material de la lente de contacto blanda. Un pequeño agujero en la lente permite que el fluido lagrimal de la superficie del ojo pueda filtrarse en el sensor de glucosa".

También se está investigando la posibilidad de incorporar luces LED que se iluminaran como aviso si los niveles de glucosa suben o bajan más allá de lo establecido.

Estas lentes aún no están en el mercado, pero se han completado varios estudios. Se están buscando socios para lanzar al mercado este producto.

- **RELOJ**

Actualmente existen dos modelos: el retirado Glucowatch, del cual la empresa INeuron ha comprado la patente, y el ImasD Health, el cual es un dispositivo de monitorización de glucosa a tiempo real no invasivo con forma de reloj de muñeca, en el que además de poder ser gestionados los datos por el paciente, puede realizar llamadas a los servicios de emergencia e indicar el lugar donde se encuentra, gracias a su GPS, y enviar los datos de glucemia. No es necesario el uso del Smartphone si no se conoce su uso. El funcionamiento se basa en el calentamiento de la piel para abrir los poros y recoger una microgota de sudor.

ANEXO 13. CUESTIONARIOS PARA EVALUAR CONOCIMIENTOS

- **CUESTIONARIO 1**

1. ¿Qué es la diabetes? (pregunta abierta)

2. ¿La diabetes tiene cura? (pregunta abierta)

3. ¿Cuál es el tratamiento de la diabetes?
a) Un adecuado régimen insulínico junto con una alimentación adecuada prestando especial atención a los HC y pautas de ejercicio físico.
b) Únicamente la administración de la insulina en adecuadas dosis y horas.
c) Un adecuado régimen insulínico junto a una alimentación sin HC.

4. ¿Cuál es el factor que más influye en la glucemia postprandial?
a) Los hidratos de carbono (HC)
b) Las proteínas
c) Las grasas, ya sean monoinsaturadas o poliinsaturadas.

5. ¿Cuál es una alimentación adecuada?
a) La que te permita adelgazar
b) La que tomes alimentos abundantemente hasta saciar el hambre
c) Aquella que te permita obtener suficiente energía.

6. Para la selección de los alimentos, ¿qué es necesario conocer?
a) El Índice Glucémico (IG) únicamente
b) Qué alimentos no contienen hidratos de carbono (HC)
c) El Índice Glucémico (IG) y la Carga Glucémica (CG)

7. ¿A cuánto equivale 1 ración de hidratos de carbono según el sistema de raciones?
a) A 15 g de carbohidratos
b) A 10 g de azúcar
c) No más de 20 g

8. ¿Las personas con diabetes mellitus tipo 1 pueden realizar ejercicio?
a) No pueden realizar mucho ejercicio porque pueden sufrir una hipoglucemia o hiperglucemia.
b) Si pueden realizar ejercicio físico, siempre y cuando midan su nivel de glucosa antes de realizar ejercicio, ajusten la insulina de manera adecuada y tomen los suplementos de HC necesarios.
c) Si pueden realizar ejercicio físico si se encuentran bien, como cualquier persona, sin necesidad de ajustar la dosis de insulina, pero con la particularidad de que deben de haber comido antes.

9. ¿Cuándo puedo realizar ejercicio?
a) Si la glucemia está entre 100mg/dl- 150 mg/dl.
b) Si la glucemia está en los límites de 100mg/dl.
c) Si la glucemia es superior a 250 mg/dl pero en dos horas anteriores era 170 mg/dl.

10. Tras la práctica de ejercicio físico...
a) Debemos inmediatamente descansar para recuperar el gasto energético.
b) Debemos volver a medir la glucemia y controlar la ingesta de CH hasta 24 horas después
c) Si hemos acabado la práctica de ejercicio físico se debe tomar una ración de HC y en caso de encontrarse bien evitar considerar una hipoglucemia.

11. En cuanto a la insulina y el ejercicio físico...
a) Si no se ajusta bien la insulina pueden surgir efectos negativos, como son la hipoglucemia, hiperglucemia o cetosis, por lo que en las horas de máxima acción se debe reducir la insulina y aumentar el consumo de HC
b) Si no se ajusta bien la insulina pueden surgir efectos negativos, como son la hipoglucemia, hiperglucemia o cetosis, por lo que en las horas de máxima acción se debe aumentar la insulina y el consumo de HC
c) Si no se ajusta bien la insulina pueden surgir efectos negativos, como son la hipoglucemia, hiperglucemia o cetosis, por lo que en las horas de mínima acción se debe reducir el consumo de HC.

15. ¿Dónde se administrará la insulina cuando hacemos ejercicio físico?
a) Si es un deporte como el tenis, se deberá administrar la insulina en el brazo a ejercitar, porque de esta forma la insulina cumplirá su efecto deseado disminuyendo el riesgo de hipoglucemia.

b) Es indiferente donde se administre la insulina, lo importante es controlar los niveles de glucosa junto con la toma de HC cuando sea necesario.
c) Si es un deporte como el tenis, se deberá administrar la insulina en la zona donde menos se ejercite, debiendo evitar el brazo dominante, debido a que puede absorberse más rápidamente la insulina y conllevar a una hipoglucemia

16. ¿Qué es la insulina? (pregunta abierta)

17. En cuanto a la terapia insulínica...
a) La terapia intensiva es la más idónea para los diabéticos tipo 1, debido a las múltiples dosis de insulina hace que se consiga niveles más fisiológicos, lo que permite una mayor flexibilidad de los horarios de la dieta, y menor riesgo de hipoglucemias.
b) La terapia convencional es la más idónea para los diabéticos tipo 1, debido a que solo tienen que comer la misma cantidad de HC y misma actividad física cada día, sin riesgos de hipoglucemias al estar mezcladas la insulina rápida e intermedia.
c) Si tienes algún problema de salud (cáncer terminal) o complicaciones, la mejor terapia es la intensiva.

18. ¿Cómo se usa la pluma de insulina?
a) Es necesario preparar la pluma de insulina, agitando la pluma 10 veces en caso de NPH o mezclas con insulina rápida, cebar ajustando 2 unidades para liberar aire, ajustar la dosis y administrar en una determinada zona según el efecto que se busque, siempre a la misma hora, según el largo de la aguja, y según la rotación de las zonas para evitar lipodistrofias, y esperar tras inyectar 5-10 segundos.
b) A la hora de usar la pluma de insulina solo debemos tener en cuenta el largo de la aguja y no inyectar en una zona con lipodistrofias.
c) Es necesario preparar la pluma de insulina, agitando la pluma 20 veces de NPH o mezclas con insulina rápida, cebar 2.5 unidades para liberar aire y administrar siempre en la misma zona a diferentes horas.

19. Al inyectar la insulina con la pluma
a) Si se usan agujas de 12mm será necesario utilizar técnica de pliegue cutáneo y con un ángulo de 45º, excepto si es en las nalgas, que puede ser bien a 45º o a 90º sin necesidad de pliegue.
b) Se debe administrar una determinada insulina en una zona y hora del día, variando el punto de inserción 2-3cm cada día.
c) a y b son correctas.

20. ¿Cuándo se ajusta la dosis de insulina rápida?
a) Cuando los valores de glucemia son >70mg/dl o cuando son >200mg/dl.
b) Exclusivamente cuando sufre una cetosis.
c) Cuando los valores están fuera de los objetivos 80-130mg/dl, bien por estar disminuidos <70mg/dl, o cuando están elevados >200mg/dl

21. ¿Cuándo se ajusta la dosis de insulina basal?
a) Cuando no se alcanzan los valores objetivos de glucemia en repetida y seguidas ocasiones.
b) Cuando la alteración en los valores de glucemia se debe a enfermedad, situación estresante, o bien son causadas por la dieta y ejercicio.
c) Cuando se produce una hiperglucemia.

22. ¿Cuáles son los valores adecuados a alcanzar?
a) Glucemia basal y preprandial de 70-130mg/dl, glucosa posprandial <180mg/dl, AC1C de 7%
b) Glucemia basal y preprandial >130mg/dl, glucosa posprandial 150-180mg/dl y AC1C de 7%.
c) Ambos son incorrectos.

23. En cuanto a los métodos de autocontrol de glucemia...
a) El único método que existe es el de automonitorización de glucemia capilar (AMGC)
b) Existe el método de automonitorización de glucemia capilar (AMGC), y el control de la HBA1C, el cual se realiza en la consulta de enfermería mediante extracción sanguínea.
c) Existen dos métodos de autocontrol: automonitorización de glucemia capilar (AMGC) y monitorización continua de glucosa (MCG), además del control de HBA1C realizada en el centro sanitario.

24. ¿Sabes qué es un sistema de monitorización continua de glucosa (MCG)?. En caso de conocerlo, ¿podrías decirme un dispositivo de monitorización continua de glucosa?
-En caso de haber respondido a la pregunta 24:

25. ¿Qué es un dispositivo de MCG tipo Holter?
a) Es un dispositivo de medición continua de glucosa en el líquido intersticial en el que los resultados son ciegos y una vez recogidos se envía al sistema informático de la consulta médica.

b) Es un dispositivo ciego para el paciente que mide la glucosa.
c) No sé lo que es.

26. ¿Qué es un dispositivo de MCG a Tiempo Real?
a) Es un dispositivo que mide la glucosa en el líquido intersticial cada pocos minutos y permite ver los resultados en una pantalla de un monitor.
b) Es un dispositivo que mide la glucosa en el líquido intersticial cada pocos minutos y permite ver los resultados en una pantalla de un monitor, a la vez que la dirección, cambio, tendencias y alarmas de hipo o hiperglucemias, permitiendo realizar ajustes a tiempo real.
c) No sé lo que es.

- **CUESTIONARIO TRAS LA SESIÓN "CONTROLA TU GLUCEMIA SIN PINCHARTE"**

1. ¿Qué ventaja tiene usar Freestyle Libre a comparación de otros dispositivos?
a) Que dura mucho más tiempo el sensor, que se puede mojar, y que puedes medir los niveles de glucosa las veces que consideres necesario, tardando sólo un segundo en mostrar la lectura actual, y que además muestra la lectura de las últimas 8 horas.
b) Que la calibración dura menos tiempo a comparación de otros sensores.
c) Que puede ser usado en técnicas como Resonancia Magnética (RM)

2. ¿Cuáles son las contraindicaciones de usar Freestyle Libre?
a) Ser usado por niños y en técnicas de Resonancia Magnética (RM).
b) Si la zona donde se va a aplicar tiene cicatrices, lunares o estrías.
c) a y b son ciertas

3. ¿Cómo se mide?
a) Cuando se quiere medir se colca el lector sobre el sensor a una distancia de 1-4 cm, incluso a través de la ropa, necesitando hacerlo cada 8h para no perder el historial.
b) El dispositivo capta automática y continuamente los niveles de glucosa, por lo que nunca tienes que medirla por ti mismo.
c) Opcionalmente puedes medirla cada 8 horas, si no se hace, todos los datos continuaran guardándose.

4. ¿Cuándo se retira el sensor?
a) Cuando ha pasado 14 días, debido a que se inactiva pasando esta fecha.

b) Cuando pasen 14 días si no notas ninguna molestia puedes continuar con este dispositivo hasta una semana más.
c) Cuando ha pasado 14 días, debido a que se inactiva pasando esta fecha, y se retira levantando el borde del adhesivo en una vez.

5. ¿Es necesario calibrar el sistema Freestyle Libre?
a) No es necesario calibrarlo porque viene ya calibrado de fábrica.
b) No es necesario calibrarlo porque viene ya calibrado de fábrica, excepto si hay muchas variaciones rápidas de glucemia que no pueden reflejarse bien o ante hipoglucemia o hiperglucemia.
c) Si, al igual que todos los dispositivos invasivos.

6. No aplicar si...
a) En caso de hemorragia que no se detiene, y cambiar de zona.
b) Si está abierto o caducado.
c) a y b son correctas.

8. En cuanto al software
a) Únicamente sirve para observar la A1c y la AGP.
b) Solamente sirve para configurar detalles del lector como son la hora y fecha.
c) Te permite detectar tendencias y patrones de los datos de glucosa mediante una gráfica tipo semáforo, observar la A1C y AGP, y configurar detalles del lector.

9. ¿Cómo te colocas y manejas el sensor? (Pregunta abierta y práctica)

ANEXO 14. FIGURA 7
Figura 7. FREESTYLE LIBRE

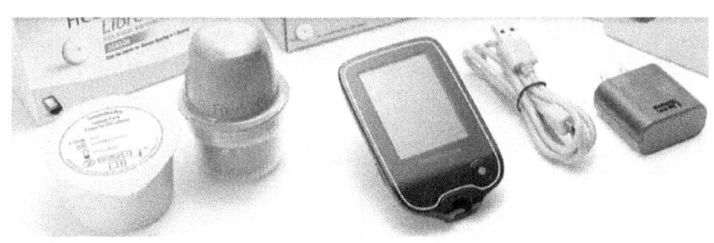

Fuente: Laboratorios Abbott. (2015). [Imagen]. Recuperado el 19-2-15 de http://www.freestylelibre.es/

ANEXO 14. FIGURA 7
Figura 7. FREESTYLE LIBRE

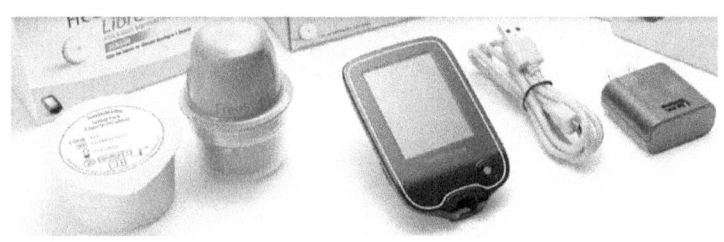

Fuente: Laboratorios Abbott. (2015). [Imagen]. Recuperado el 19-2-15 de http://www.freestylelibre.es/

ANEXO 15. FIGURA 8
Figura 8. SENSOR

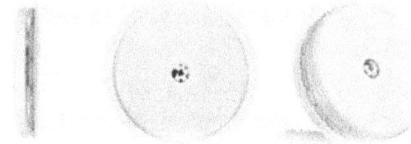

Fuente: Laboratorios Abbott. (2015). [Imagen]. Recuperado el 19-2-15 de http://www.freestylelibre.es/

ANEXO 16. FIGURA 9
Figura 9. LECTOR

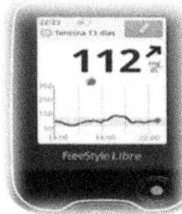

Fuente: Laboratorios Abbott. (2015). [Imagen]. Recuperado el 19-2-15 de http://www.freestylelibre.es/

ANEXO 16. FIGURA 9
Figura 9. LECTOR

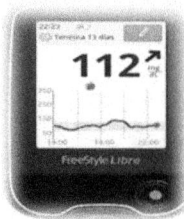

Fuente: Laboratorios Abbott. (2015). [Imagen]. Recuperado el 19-2-15 de http://www.freestylelibre.es/

www.ingramcontent.com/pod-product-compliance
Lightning Source LLC
Chambersburg PA
CBHW080709190526
45169CB00006B/2308

www.ingramcontent.com/pod-product-compliance
Lightning Source LLC
Chambersburg PA
CBHW080709190526
45169CB00006B/2308